JN109512

病気に負けない！「ちょいサビ」健康法

医師・医学博士 渡井健男 Takeo Watarai

現代書林

はじめに

都内の会社に勤めるSさん（59歳）は、近ごろめっきり「老化」を感じているといいます。

日々の疲れがなかなか抜けず、常に重だるい気分をひきずっています。

趣味のゴルフも飛距離が落ち気味、二日酔いになることも増えました。

若いころはどんなに飲んでも二日酔いなどしなかったのに……。

健康診断の結果では、中性脂肪などいくつか気になる点はあるものの、大きな病気はありません。

「俺もトシか……。よし、こうなったら抗酸化サプリを飲んで若さを取り戻そう」

早速ドラッグストアで、ブルーベリー、お酢、イソフラボン、ゴマなど、「抗酸化」とうたわれているサプリメントを片っ端から買い込んできたSさん。

「抗酸化物質はがん予防にもなるというし、たくさん飲んで健康になるぞ！」

勇んで飲み始めたSさんですが……。

実は「抗酸化物質をとっても効果がないどころか、場合によっては害がある」と知ったら、さぞ驚かれるでしょう。

「抗酸化」という言葉がもてはやされています。

あたかも抗酸化サプリや抗酸化物質をたくさんとれば若々しい身体を取り戻して健康になれるかのようにいわれます。

しかし、**実はそこに大きな間違いがあるのです。**

私たちの身体は年齢とともに「酸化」しやすくなります。

りんごを切って置いておくと、茶色く変色します。あれは空中の酸素によってりんごの

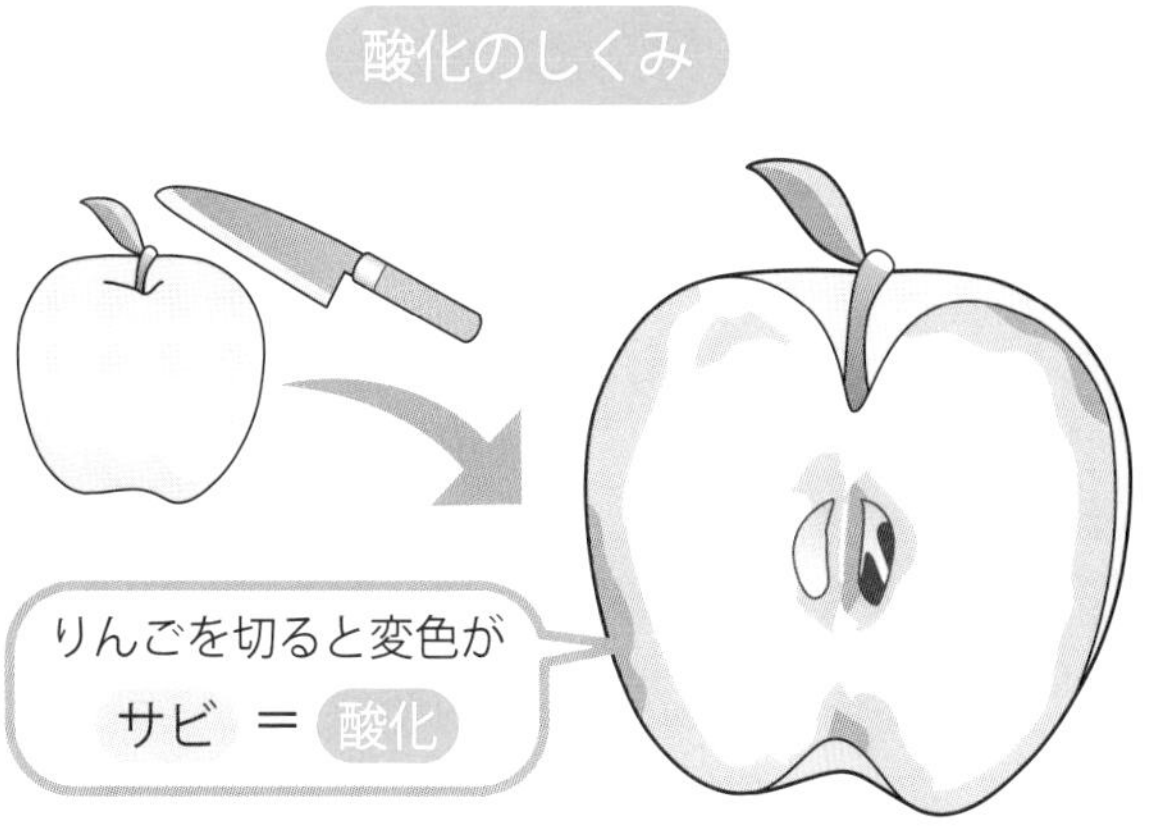

りんごと同様、私たちの身体も酸化＝「サビ」てしまいます。

果肉が酸化してしまうからです。

それと同じように私たちの身体も酸化、つまり「サビ」てしまうのです。

そこで酸化を防ぐ物質＝「抗酸化物質」を摂取すれば、身体の酸化（サビ）を打ち消してくれて、いつまでも若々しく、健康でいられる……という発想が出てくるわけです。

誰もが「もっともだ」と思われるかもしれません。

しかし、実際には抗酸化物質をせっせととっても、体内の「抗酸化力」はほんのちょっぴりしか上がらないのです。

それどころか「発がん性」がもたらされるなど、身体に悪い影響を及ぼす可能性すらあるのです。

では本当の意味で「サビない身体」づくりをするにはどうすればいいのでしょうか？

そこを解き明かすことこそが本書の目的です。

酸化を防ぎ、**余分な活性酸素**を消去することができれば、病気も防ぐことができ、年齢を経ても若々しく元気で過ごすことができるのです。

活性酸素とは、呼吸によって取り込まれた酸素の数パーセントが変化したものをいいます。活性酸素は体内でさまざまな成分と反応し、過剰になると、細胞障害を起こします。

その過剰な状態でできるものを余分な活性酸素といいます。

そのためにも今日から、**「サビない身体作り」**を始めてほしいのです。

ところが**ちまたで言われている「抗酸化」は効果がない、あるいは間違っていることさえある**のです。

正しい知識を持ち、本当に効果のある方法を選ぶ目を持つことが必要なのです。

では何がもっとも効果があるのでしょうか。

その答えは「ちょっとサビさせる」ことです。

細胞をちょっとサビさせる、つまり少しだけ酸化させることこそが、健康を保つ最大のコツなのです。

「サビて健康になろう」と言うと「何を言っているんだ！」と驚かれる方もいらっしゃるでしょう。

でも本書をお読みになれば、きっとそれが正しいことがおわかりいただけると思います。

「サビない」ために抗酸化物質やサプリをせっせととるよりも、ちょっとだけサビさせるほうがはるかに効果的なのです。

「サビさせない身体は、むしろ寿命が短い」という、いささか過激というか、思い切った

切り口で提案したのは、みなさんにこのことを強く訴えたいという思いからです。

健康でいるためには真に正しい抗酸化力をつけることが私がみなさんにお伝えしたいことのすべてです。

みなさんが何歳になっても若々しく、健康で過ごせるように本書の内容が役立つことを願っています。

医師・医学博士　渡井健男

病気に負けない！「ちょいサビ」健康法／もくじ

第1章

酸素は人類にとって「猛毒」だった

第2章

最強の抗酸化パワーをもたらす「オゾン療法」

第3章

「自己血オゾン療法」で一生ものの健康を手に入れよう

第4章

強力な抗酸化作用を持つ酸化療法はほかにもある

第5章

自己血オゾン療法を実践する医師たちからの報告例

あとがきに代えて

プロローグ

「抗酸化物質をとれば健康になる」は間違いだった！

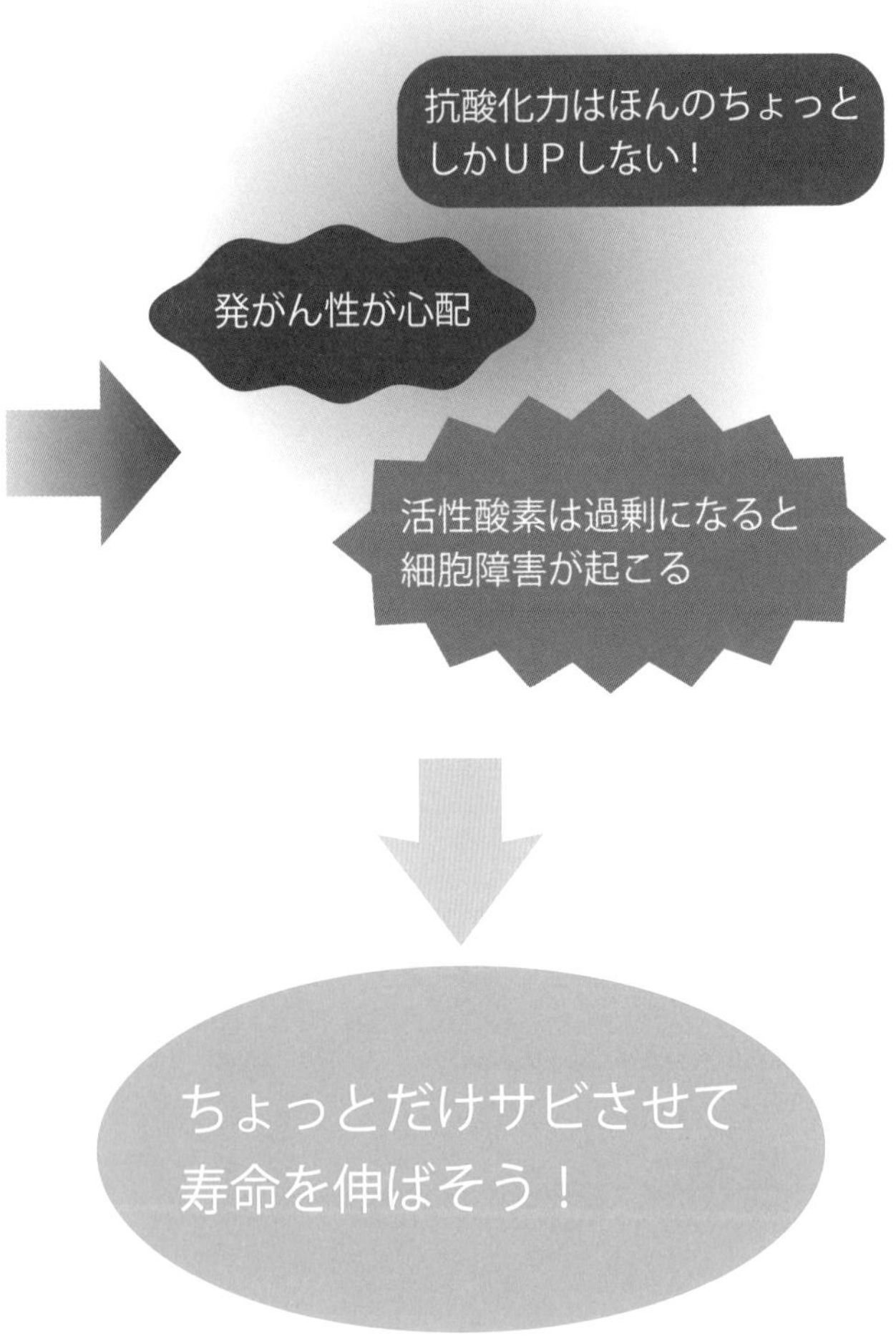
抗酸化力はほんのちょっと
しかＵＰしない！
発がん性が心配
活性酸素は過剰になると
細胞障害が起こる
ちょっとだけサビさせて
寿命を伸ばそう！

サビさせない身体は寿命が短い

都内の会社に勤めるSさん（59歳）

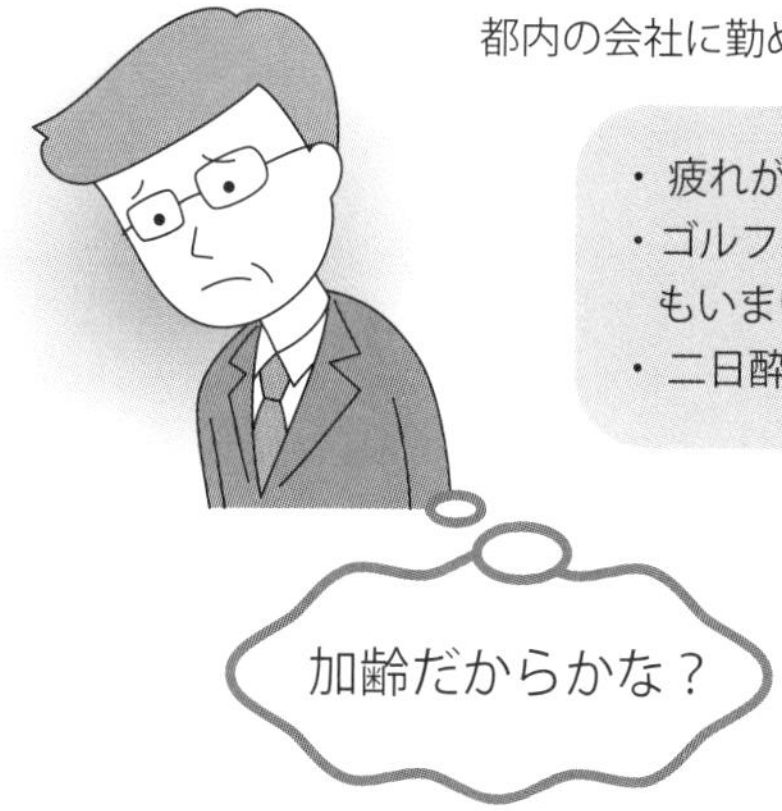

- 疲れが抜けず
- ゴルフの飛距離もいまいち
- 二日酔い

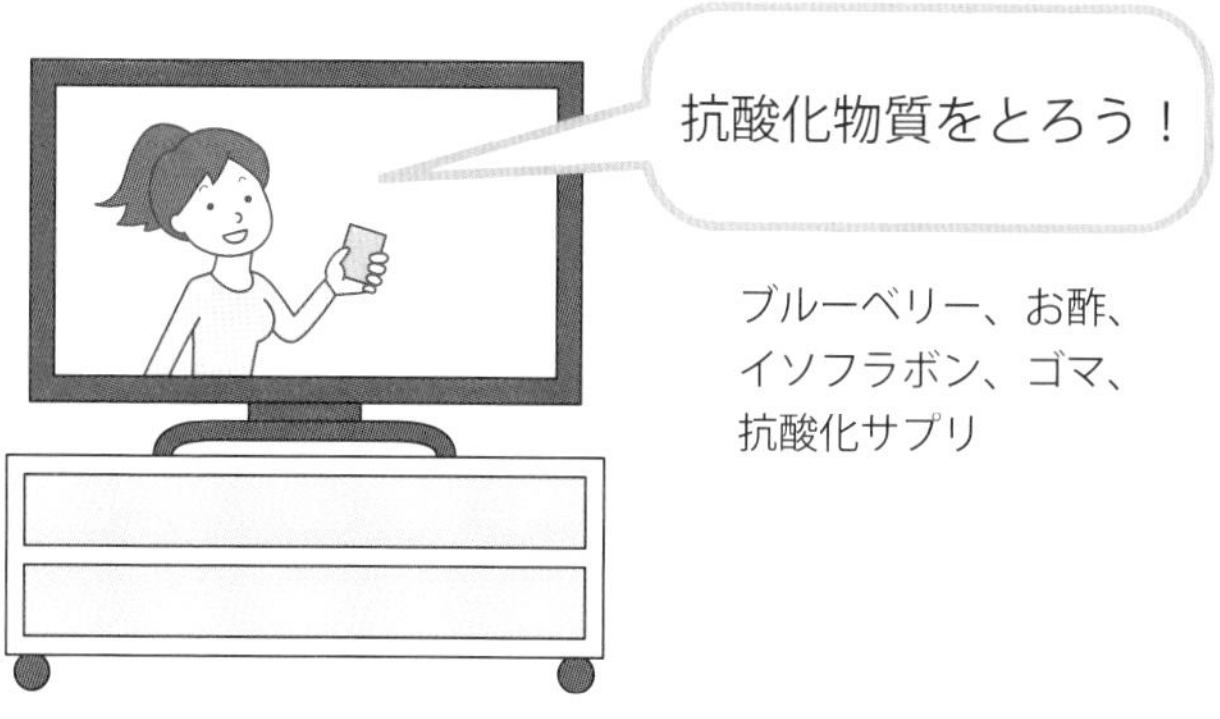

ブルーベリー、お酢、
イソフラボン、ゴマ、
抗酸化サプリ

③ 血液バイオフォトセラピー

紫外線によって血液に酸化ストレスを与える治療法

④ H_2O_2（過酸化水素）点滴療法

活性酸素の一種である過酸化水素（H_2O_2）を点滴する治療法

⑤ 高濃度ビタミンC点滴療法

ビタミンCが体内で過酸化水素に変化しがん細胞を攻撃する治療法

代表的なちょっとだけサビさせる酸化療法

① オゾン療法

採取した血液にオゾンを反応させて酸化ストレスを与え、それを再び点滴によって血管内に戻す治療法

② 高圧酸素療法

高濃度・高圧の酸素を満たした気密タンクの中に入って全身に酸素が行き渡るようにして行う治療法

③ 医療用オゾンの筋肉内や関節内注射

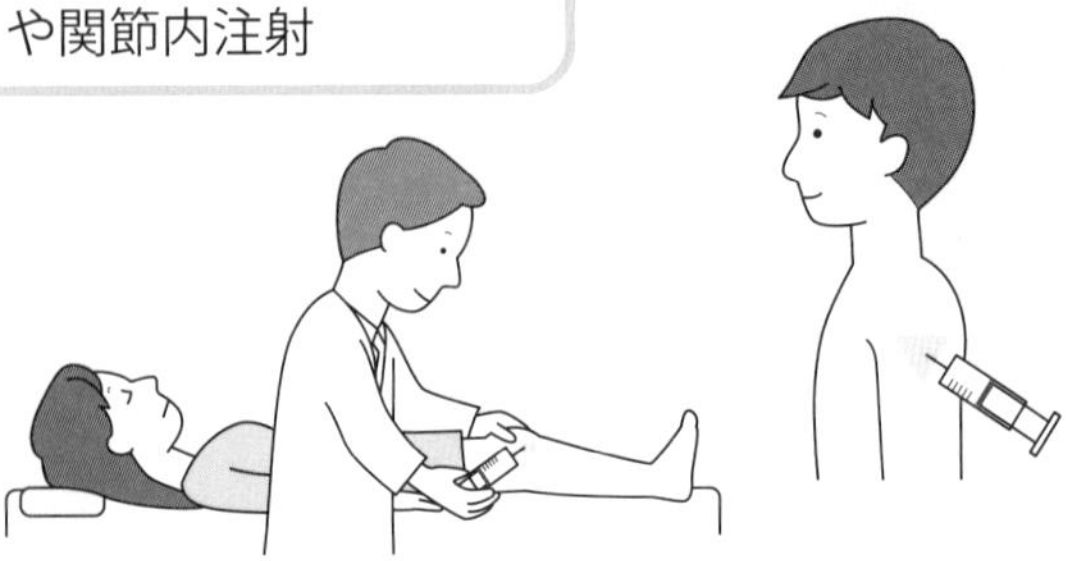

④ 医療用オゾンのトリガーポイントや経穴への注射

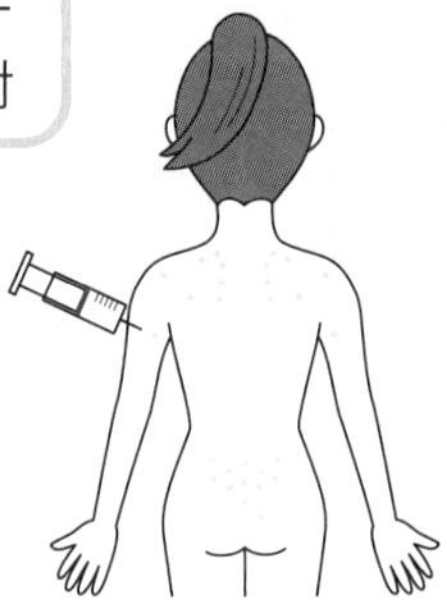

⑤ オゾン水、オゾン化油、およびオゾン化クリームの局所適用

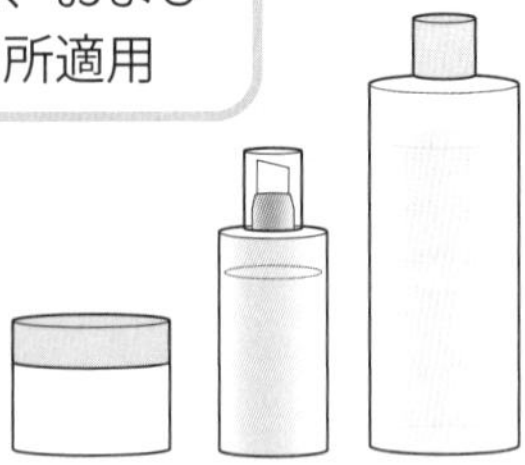

日本で行われているオゾン療法

① 自己血オゾン療法（血液クレンジング療法）

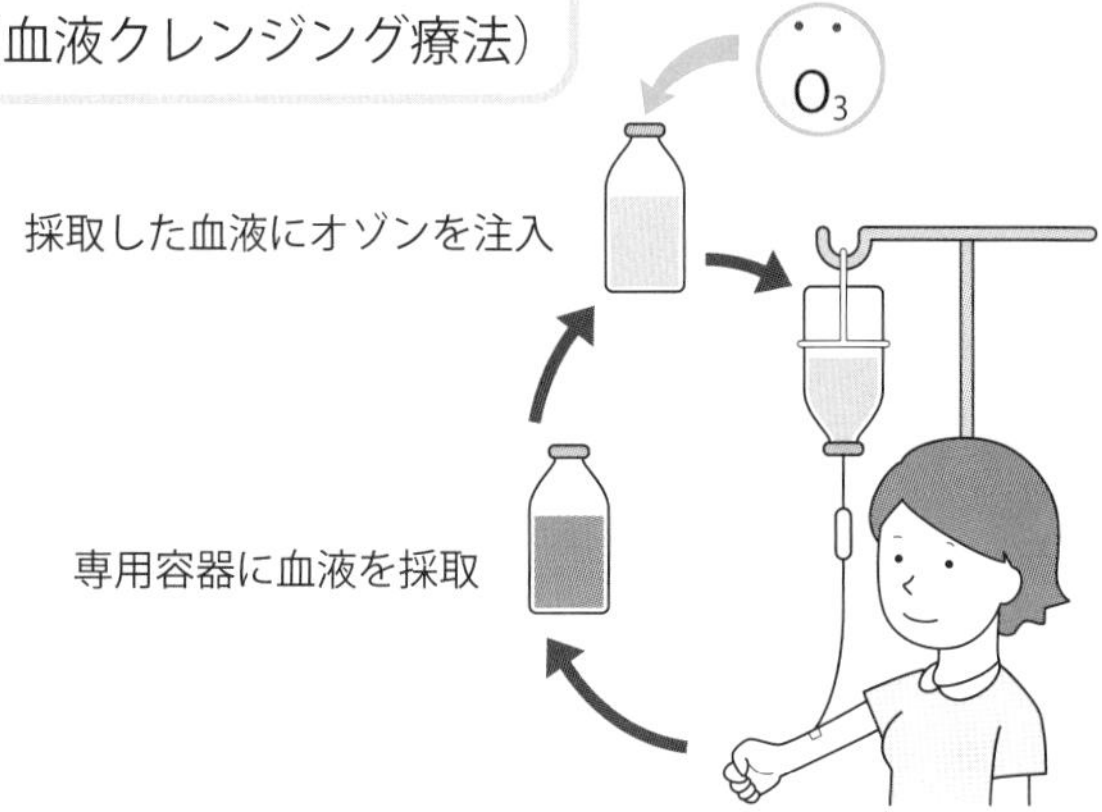

O_3
採取した血液にオゾンを注入
専用容器に血液を採取

② オゾン注腸療法（医療用オゾンを直腸に注入する）

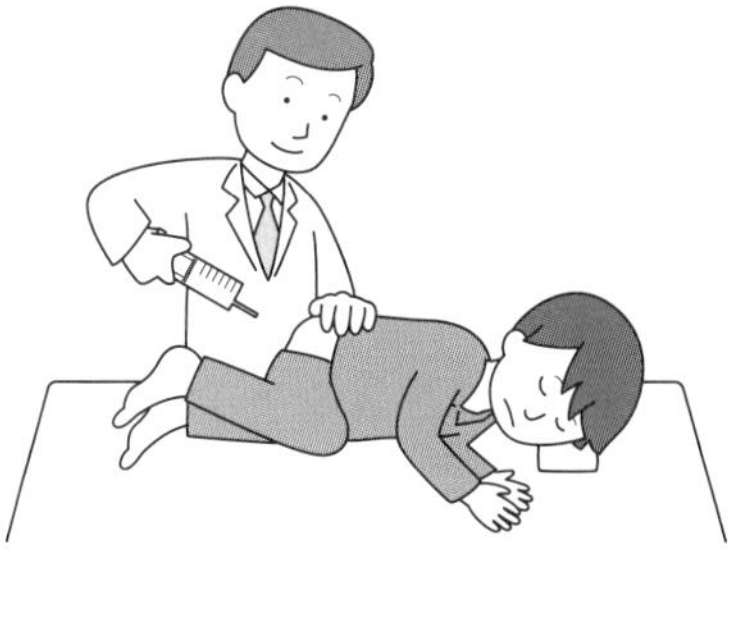

自己血オゾン療法は
こんな症状に効果的！

1　糖尿病
2　片頭痛
3　各種がんの進行を遅らせる、ＱＯＬの改善
4　心筋梗塞
5　脳梗塞
6　網膜色素変性症
7　慢性疲労症候群
8　アトピー性皮膚炎
9　腎不全
10　気管支ぜんそく
11　線維筋痛症
12　慢性動脈閉塞症、神経痛
13　全身強皮症、慢性関節リウマチ等の自己免疫疾患

など

自己血オゾン療法（血液クレンジング療法）の手順

1. 採血

まず採血をします。

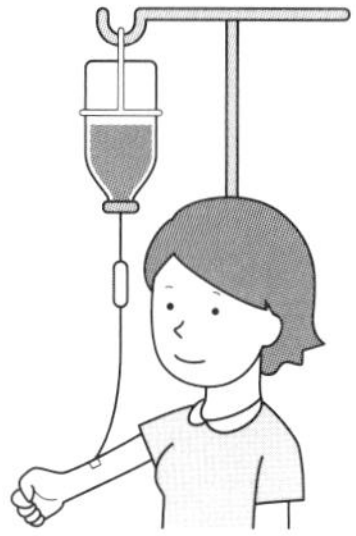

2. オゾンを血液に反応させる

採血した血液にオゾンガスを加えます。

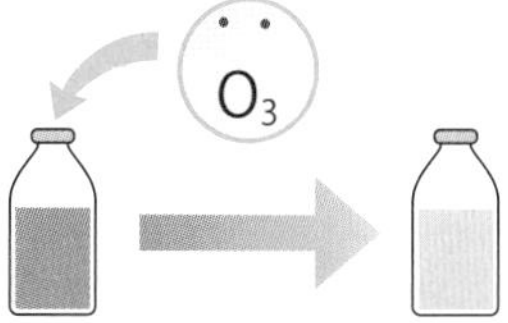

3. オゾン化した血液を戻す

オゾン化した血液を点滴で体内に戻します。

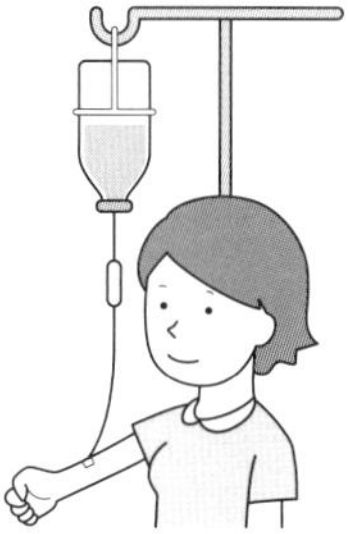

高濃度水素水点滴療法

・紫外線によるシミ・シワの予防
・疲労回復
・免疫力アップ
・ダイエット
・メタボ予防
・動脈硬化、糖尿病など各種生活習慣病の予防

H_2O_2（過酸化水素）点滴療法

・呼吸器疾患（ＣＯＰＤ、気管支喘息、肺気腫、間質性肺炎）
・ウイルス感染（単純ヘルペス、帯状疱疹、ＨＩＶ、インフルエンザ、ＥＢウイルス、サイトメガロウイルス）
・細菌感染症（急性、慢性）
・真菌、カンジダ感染症
・片頭痛、群発頭痛、血管性頭痛、側頭動脈炎
・脳血管疾患、アルツハイマー病、パーキンソン病
・循環器疾患（狭心症、不整脈、末梢動脈疾患）
・２型糖尿病
・転移性がん、悪性リンパ腫、神経芽腫
・慢性疲労症候群

高濃度ビタミンＣ点滴療法

・がん
・免疫力アップ

治療法別こんな疾患や症状

血液バイオフォトセラピー

・片頭痛
・線維筋痛症
・B・C型肝炎、エイズウイルス（ＨＩＶ）、帯状疱疹
・気管支喘息、肺炎
・がん、悪性リンパ腫、白血病への効果
・糖尿病、糖尿病性網膜症
・レイノー病
・下肢静脈瘤
・心筋梗塞、脳梗塞
・外傷の治癒促進
・各種物質による中毒
・慢性腸炎

血液オゾンフェレーシス

・動脈硬化症
・うっ血性心不全の改善
・脳梗塞の予防
・ウイルス、細菌、マイコプラズマ（ＡＩＤＳ）等の感染症
・真菌感染症、ヘルペス、ＭＲＳＡ
・肝炎ウイルスなどの感染症の治療
・高コレステロール血症
・慢性疲労症候群
・繊維筋痛症
・気管支喘息、気管支炎、肺気腫
・アンチエイジング

第 1 章

酸素は人類にとって「猛毒」だった

みなさんはアスリートが運動後、酸素を素早く補給するために酸素ガスを吸っている姿を見たことがあるかと思います。

「酸素」は私たちにとって必要不可欠なもの、酸素がなければ生きていけません。

ところがこの酸素、人類にとってもともと「猛毒」だったのです。

もともと地球上には酸素は存在していませんでした。大気はほとんどが「二酸化炭素」だったのです。そこへ光合成を行う細菌があらわれ、酸素が出現していったとされています（諸説あり）。

ところがそれまで二酸化炭素の中で生きていた生物にとって、酸素は猛毒。酸素はあらゆるものを酸化させて、サビつかせてしまいます。

生命を構成する細胞も例外ではありません。酸素の増大によって、細胞がサビつき、その結果、多くの生物が死滅していってしまったのです。

酸素を上手に利用するための「抗酸化」

ところが逆にこの酸素を活用することで生き残った生きものがいたのです。

それが人類の祖先です。地球上の生物はもともと海に生息していました。それが約4億年前、海から陸に上がり、四足歩行の動物となり、人間へと進化していきました。

この進化の過程で必要となったのが「エネルギー」です。

水中の生物は動きも遅く、さほどエネルギーを必要としません。ところが陸上で暮らすためには歩いたり走ったり、獲物を狙ったりと、圧倒的に多くのエネルギーが必要です。

そこでたくさんある「酸素」を活用することにしたわけです。有酸素の状態では無酸素の状態に比べて19倍ものエネルギーを生み出すことができるのです。

ところが酸素は先にも触れたとおり、もともと「猛毒」です。今でも酸素100パーセントのガスをずっと吸っていたら人間は死んでしまいます。

つまり酸素100パーセントのガスを私たちは吸ってはいないのです。

そこで酸素の毒を消すための「抗酸化経路」をうまく作ることによって、酸素を有効利用できるようになったのです。

人類の進化は、酸素の毒を上手に消すことで「有効利用」してきた歴史でもあるのです。

「抗酸化」というのは流行り言葉のようにいわれますが、私たちの生命を守るために根源的に必要なものなのです。

「酸素の害」と活性酸素

「酸素は毒」と述べてきましたが、ではなぜ酸素は「害」になるのでしょうか。

まず酸素がある物質と化合することを「酸化」といいます。

酸素は体内で酸化することによってエネルギー（ATP）を生み出します。

しかし一方で「酸化する」とはつまり「サビること」です。

たとえば鉄がサビると、ボロボロになって耐久性が著しく劣ってしまいます。

細胞もそれと同じで、サビること（酸化すること）で老化や病気を招いてしまうのです。

これを「酸化ストレス」といいます。

さらに酸素の中でも、より酸化力の強い物質が「活性酸素」です。

みなさんも聞いたことがあると思います。

では、活性酸素はどうして酸化力が強いのでしょう？

活性酸素は普通の酸素よりも不安定な構造をしているために、すきあらば触れるものを酸化しようとするのです。

活性酸素は体内でエネルギーを作る過程でどうしても生まれてしまうものですから、私たちが体内に取り入れた酸素の約2パーセントが活性酸素になるといわれています。

なお、酸化に対して、「還元」という言葉があり、これは酸化物から酸素が取れる状態をいいます。

意外？「活性酸素」は健康を守るのに欠かせない物質だった！

「活性酸素の発生をおさえよう」

「活性酸素を除去するために抗酸化力をつけよう」


このようなフレーズをよく耳にします。

活性酸素というと、どうも「悪者」というイメージがついて回ります。

しかし、ひとくちに活性酸素といっても、いくつかの種類があり、私たちの身体に害を及ぼすものもあれば、身体にとって必要な役目も担っているものもあるのです。

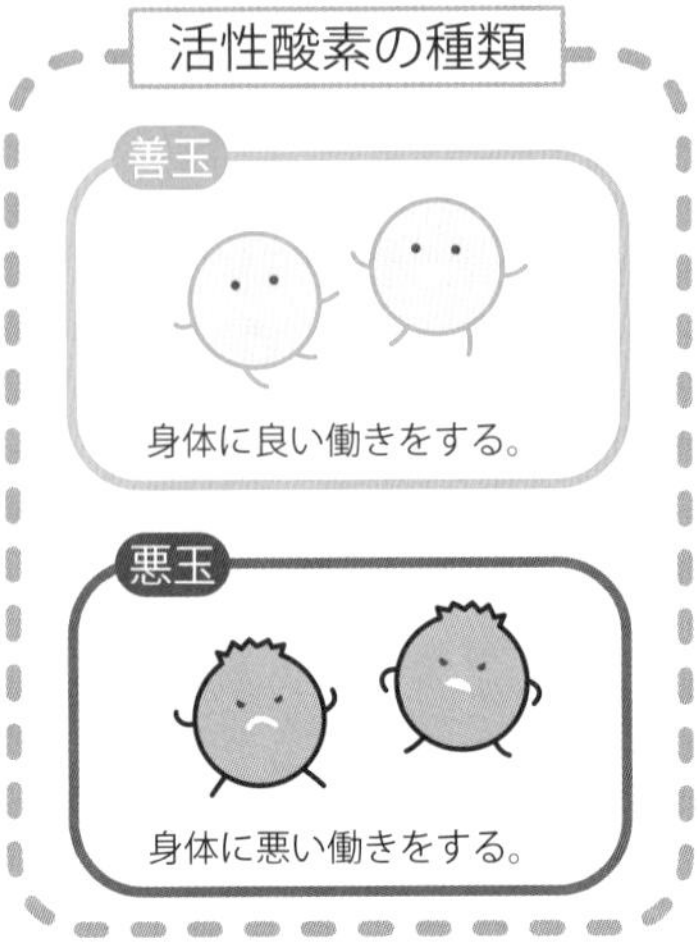
活性酸素の種類
善玉
身体に良い働きをする。
悪玉
身体に悪い働きをする。

赤ちゃんの吸う母乳に活性酸素の一種過酸化水素が含まれている！

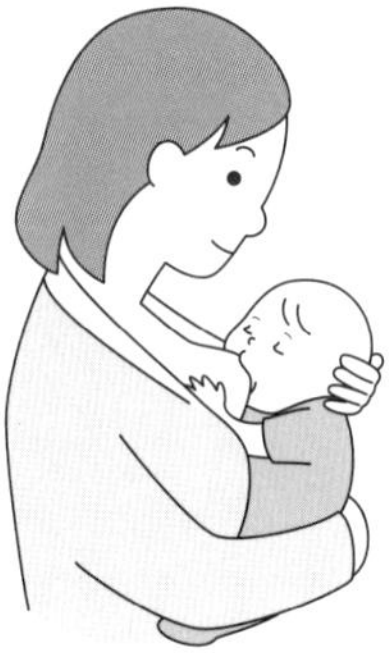

まず体内に細菌が侵入したとき、これを殺して排除してくれます。

また私たちの身体には毎日少しずつのがん細胞が発生していますが、これを殺すのも活性酸素が関与しています。酵素を作りだすことや細胞内情報伝達のメッセンジャーとしての働きも担うなど、健康を維持するのに一役買ってくれているのです。

さらに私たちは生まれたときから活性酸素のお世話になっています。赤ちゃんが最初に飲む初乳には免疫を高める作用があるとされていますが、その中には活性酸素の一種である「過酸化水素（H_2O_2）」が含まれており、それが身体の殺菌能力を高めるのに作用するといわれているのです。また、赤ちゃんの腸内フローラの形成にも関与しているといわれています。

最近では、私たちの身体に有用な働きをする活性酸素を「善玉活性酸素」、有害な働きをする活性酸素を「悪玉活性酸素」と呼ぶこともあります。

つまり活性酸素は必要なものである一方で、増えすぎても困るわけです。

そう考えると「酸化（活性酸素の増大）は健康に悪く、抗酸化は健康によい」という単純な見方はできないことがおわかりでしょう。

なぜ、活性酸素は悪者扱いされるのか？

では、世間ではなぜこれほどまでに「抗酸化」がもてはやされ、酸化（活性酸素）は悪者にされているのでしょうか？

それは、現代人のライフスタイルが「活性酸素を生じやすい状態」にあるからです。

たとえば大気汚染、食生活の乱れ、ジャンクフードの食べすぎ、運動不足、過労、喫煙、ストレス……。

これらはすべて、活性酸素を過剰に生じやすくするものばかりです。

満員電車で通勤をして、一日座りっぱなしでパソコンを打ち、運動はほとんどしない、食事はコンビニやファストフードであわただしくすませる……。

こんな生活を続けている人がどれだけ多いことでしょう。

しかも仕事や人間関係などでストレスが多かったり、過度の飲酒や喫煙などが加われば、さらに活性酸素は増えて、酸化ストレスにより身体のあちこちを過剰にサビつかせてしまうのです。

酸化ストレスに負けない身体づくりとは？

ではこの「活性酸素」が過剰となりがちな現代社会で、私たちはどう健康を保てばいいのでしょうか。これはもうやはり「抗酸化力を高めることで、活性酸素を過度に発生させない」ことにつきるわけです。

人類は酸素の毒に打ち勝つために「抗酸化力」を手に入れたと述べました。

私たちの身体にはもともと抗酸化力が備わっています。体内で抗酸化酵素を作り、酸素の害を抑制しているのです。

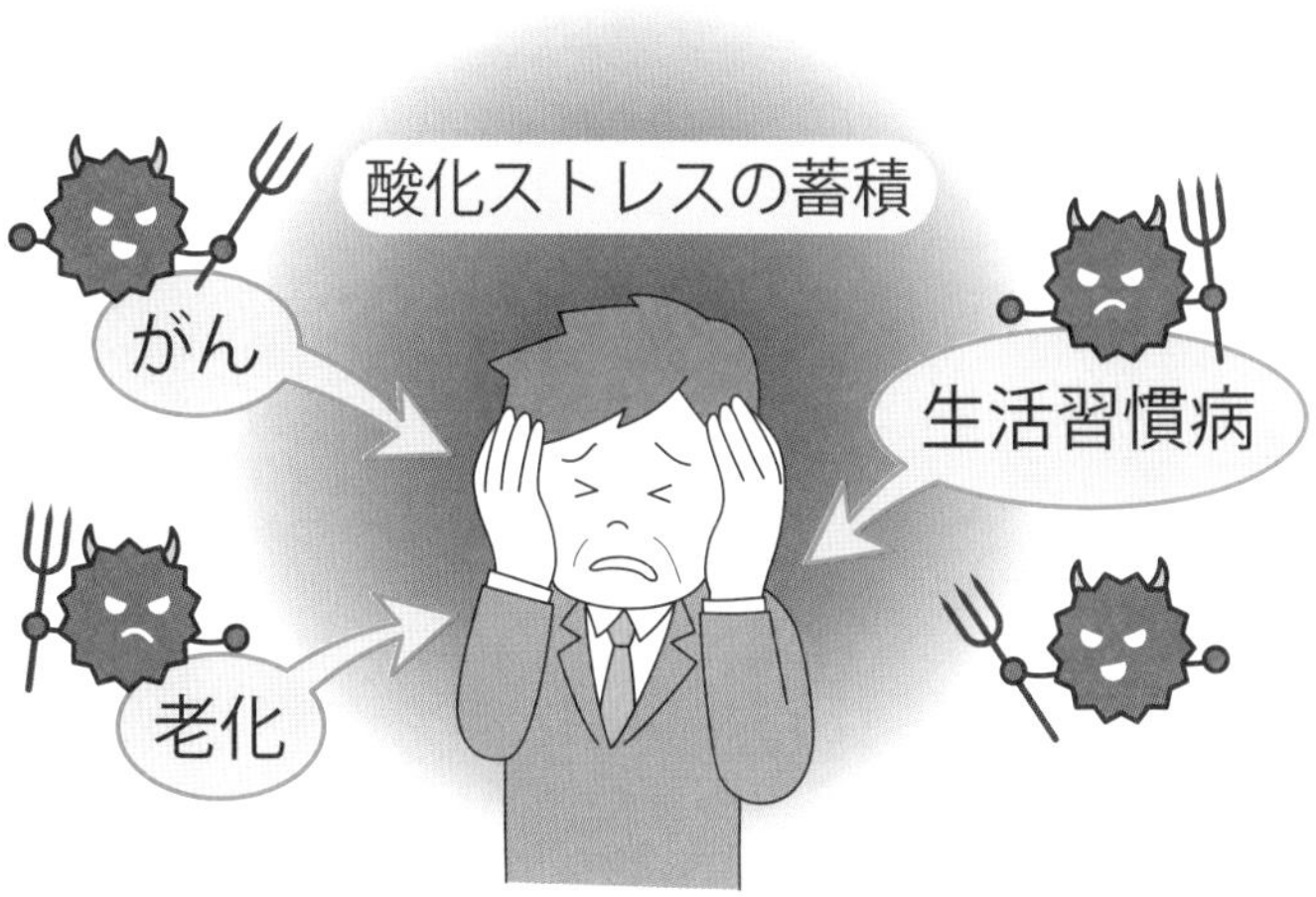

ところがこの抗酸化酵素を作り出す力は、そうでなくても20代をピークとして年齢とともにだんだん低下していってしまうのです。

そこに先に述べた活性酸素が生じやすい生活が加わります。要は「加齢」と「環境要因」によるダブルパンチというわけです。

しかし、ありがたいことに私たちは自らの努力や工夫で、抗酸化力をつけて活性酸素の過剰発生をおさえることは可能なのです。

ただ、そこには誤解も多いというのは、「はじめに」で述べた通りです。

本書をお読みのみなさんにはぜひ、抗酸化について「本当に正しい知識」を持っていただいて、大切な健康を守っていただきたいと思います。

「カテキン」を大量にとると起こる怖いこと

抗酸化作用について、もっとも多いのが「抗酸化物質（サプリ）をとればとるほど身体にいい」という誤解です。

みなさんは、お茶の成分「カテキン」という言葉を聞いたことがあると思います。

カテキンは、ポリフェノールの一種で、緑茶の苦味成分のひとつであり、抗酸化物質としても有名です。さらには脂肪分解作用、抗菌作用、抗がん作用、抗コレステロール作用、血圧や血中コレステロールの上昇抑制作用など、健康によい効果をあげたら枚挙にいとまがありません。

カテキンのひとつである「エピガロカテキンガレート（EGCG）」は、カテキンの主要成分です。緑茶のカテキンのうち、約60パーセントは、このEGCGでできています。

このEGCGをヒト上皮細胞に投与すると、血漿濃度で100マイクロメートルまでの範囲では、ヒト上皮細胞中のMn－SOD（SOD＝スーパーオキサイドディスムターゼ活性酸素消去因子）の抗酸化活性は容量依存的に上昇していきます。つまりEGCGは

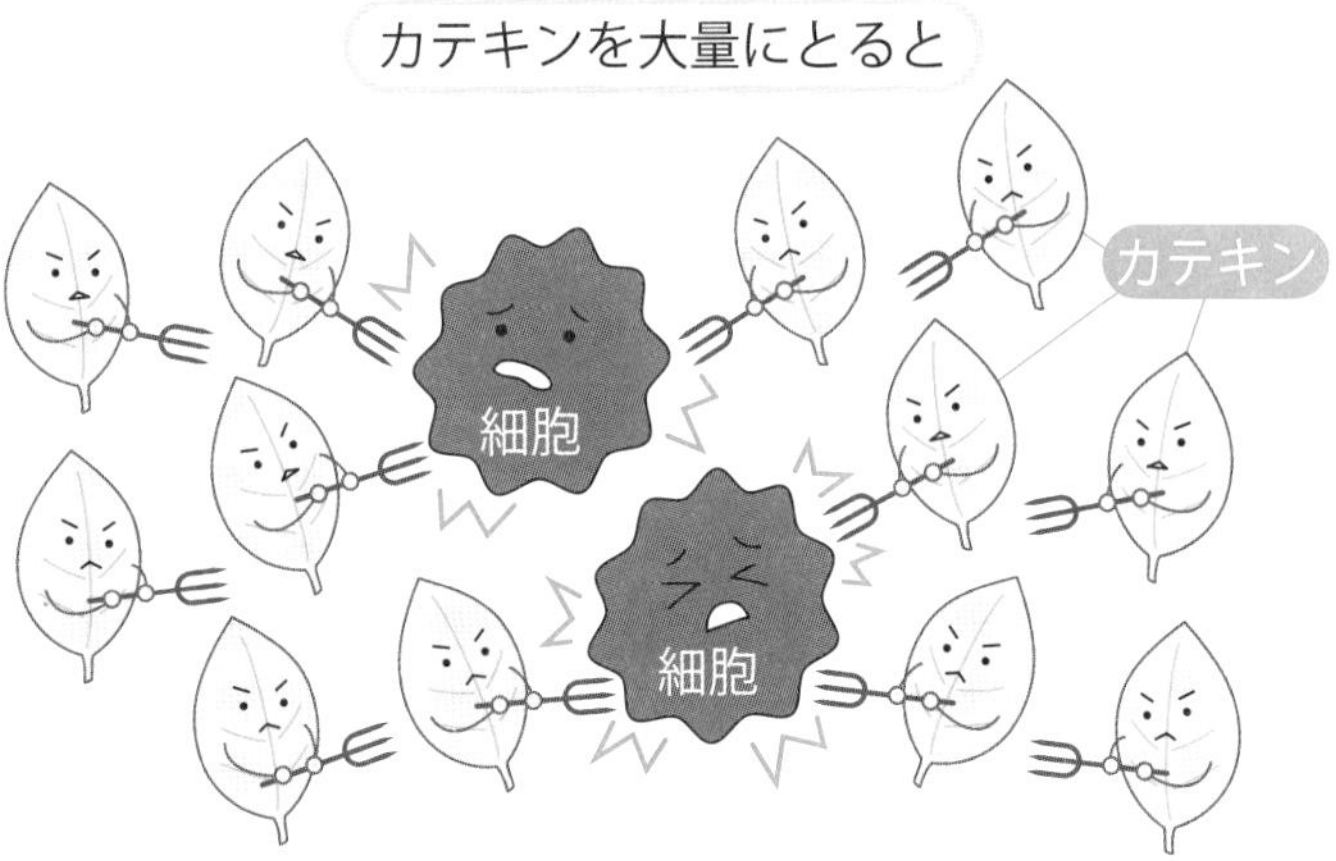

遺伝子を傷つけてしまいます！

「一定量までは抗酸化物質として作用する」のです。ところがＥＧＣＧの濃度が、１００μＭを超えたあたりからは、遺伝子ＤＮＡの酸化障害の指標である８－ｏｘｏｄＧの値が、急激に上昇する細胞が出てきます。

つまり、ＥＧＣＧは一定の濃度以上になると、強力な活性酸素であるヒドロキシラジカルを発生して遺伝子を傷つけてしまうのです。

以前、ダイエットのために、「雪茶」を一日５～10グラムを３カ月間、毎日飲んでいた福岡の親子が、重症の肝機能障害で入院してしまった有名な話があります。

これはお茶（カテキン）の過剰摂取により活性酸素を発生させてしまい、肝細胞にダメージを与えてしまったと考えられます。過ぎたるは及ばざるがごとしです。

「抗酸化サプリ」には要注意！

これと同様に、抗酸化サプリも過剰摂取することで、かえって活性酸素を発生させてしまい、身体に害となる可能性もあるのです。

また、サプリメントには別の問題もあります。

多くのサプリメントには保存料（防腐剤）、その他の添加物が含まれています。

そういったサプリメントを毎日大量にとり続けることで、配合されている保存料などが身体の中で何らかの「悪さ」をしてしまう可能性も否定できないのです。

つまり、抗酸化力アップを期待してとったものが、体内ではその逆の働きをしているかもしれないわけです。

抗酸化力を引き出すもっとも効果的な方法は「ちょいサビ」

では本当の意味で抗酸化力を高め、大切な健康を守るにはどうすればいいのでしょうか。

そこでキーワードとなるのが、「酸化ストレス」です。

酸化ストレスこそが、私たちの身体を守るためのカギとなる物質なのです。

「いったいどういうこと？」と疑問に思われた方も多いでしょう。

先ほど酸化ストレス、つまり「酸化することによって身体にさまざまな害を及ぼす」という話をしたばかりです。

身体に害悪なはずの「酸化ストレス」が、なぜ突如として身体を守ってくれる「正義の味方」となって再登場してきたのでしょうか？

決してみなさんを不安や混乱におとしいれようとしているわけではありません。

これはいってみれば「逆転の発想」から生まれた治療法です。

古来より、「少々の毒はかえって身体にプラスに転じる」という発想があります。

これを応用して、身体に対して「少量の酸化ストレス」を与えます。

するとこれがほどよい刺激となって、身体が本来持っている「抗酸化力」を十分に引き出すことができるのです。

ほんの少しだけ、「サビさせる」ことで、身体は自分で抗酸化力を生み出すのです。抗酸化物質を「外から与える」よりも、自前の抗酸化力をアップさせるのですから、効率もパワーが違います。

これを医療として行うものを「酸化療法」と呼びます。

酸化療法は、その人の抗酸化力に合った酸化ストレスを害のない形で与えることで、安全かつ効果的に抗酸化力を強化していく治療法です。

酸化療法はワクチンと似ている

私はよく酸化療法を説明するとき、「ワクチンみたいなものと考えてください」という場合があります。

ワクチン（予防接種）は、あらかじめ無害化したウイルスや細菌を接種して、体内に抗体を作らせることによって、病気から身を守るものです。

抗体とは異物が入ってきたとき、これと結合して排除してくれる物質です。

インフルエンザのウイルスが大量に入ってきたとき、抗体のない人はウイルスを排除できず、インフルエンザにかかってしまいます。

ところがあらかじめワクチンで体内に抗体を作っておけば、実際にウイルスが入ってきたときに排除できるから、かかりづらくなるわけです。

それと同じで酸化療法とは「少量の酸化物質で刺激を与えることによって、体内の免疫反応を活性化させるもの」と考えていただくとわかりやすいかと思います。

ラドン温泉の示す「ホルミシス効果」

もうひとつ、「ホルミシス効果」の話をしましょう。

みなさん、「ラドン温泉」「ラジウム温泉」をご存じでしょう。自然治癒力を高め、がんや各種生活習慣病の予防に効果があるとして知られ、各地で人気を博しています。

このラドン温泉、実は放射線を利用した健康療法なのです。

ラドン温泉からは非常に少量の放射線が放出されます。ラジウム温泉もほぼ同じと考えて結構です。

ところがご存じのように放射能は人体にとって有毒です。少量であっても人体に入れば活性酸素を発生させてしまいます。

しかしながら、この「少量の活性酸素」こそが大事なのです。

活性酸素が発生することで適度な刺激となって、免疫力がアップし、健康が増進するという効果を生むのです。

これを「ホルミシス効果」といいます。

その効果のほどは、はるか昔から今日まで、ラドン温泉が日本人に愛されてきたことが、なによりの証明となっているのではないでしょうか。

秋田の玉川温泉、鳥取の三朝《みささ》温泉などはラジウム温泉として有名です。

オーストリアにもバドガシュタインという有名なラジウム温泉があり、保養地として人気を博しています。

酸化療法も考え方はホルミシス効果と同じ。少量で適切な酸化ストレスを与える、つまり「ちょいサビ」にさせることで、身体の抗酸化力を引き出して向上させるものです。

さらにいえば、ジムで人気のエアロビクス。実はあれも酸化療法の一種なのです。

適度な有酸素運動を行うと、安静時と比べて多くの活性酸素が体内に生じます。しかしそれがかえって適度な刺激となって抗酸化力がアップするのです。

酸化療法は安全でしかも効果バツグン!

人体は1日に約5グラムの活性酸素を消去しているといわれます。

酸化療法ではわずかな酸化ストレスを血液中に加えることで、その活性酸素消去の働きを刺激して活性化します。

このことは世界中の研究者たちが検証しており、また、私たちの医学会でも確認していることです。

酸化ストレスを与えるために用いられるのは、酸素、オゾンや過酸化水素（H_2O_2）などの活性酸素、そして紫外線などです。

酸化療法で施される酸化ストレスの量はとても少ないので、それが害を及ぼすことはありえません。

またいずれも混じりもののない純粋な物質ですから、適量であれば身体の中で予想外の化学的反応を示すことはなく、安全に用いることができます。

酸化療法を実際に行った実験結果をひとつご紹介しましょう。

図1　自己血オゾン療法前後のBAPとD-ROM（n=51）

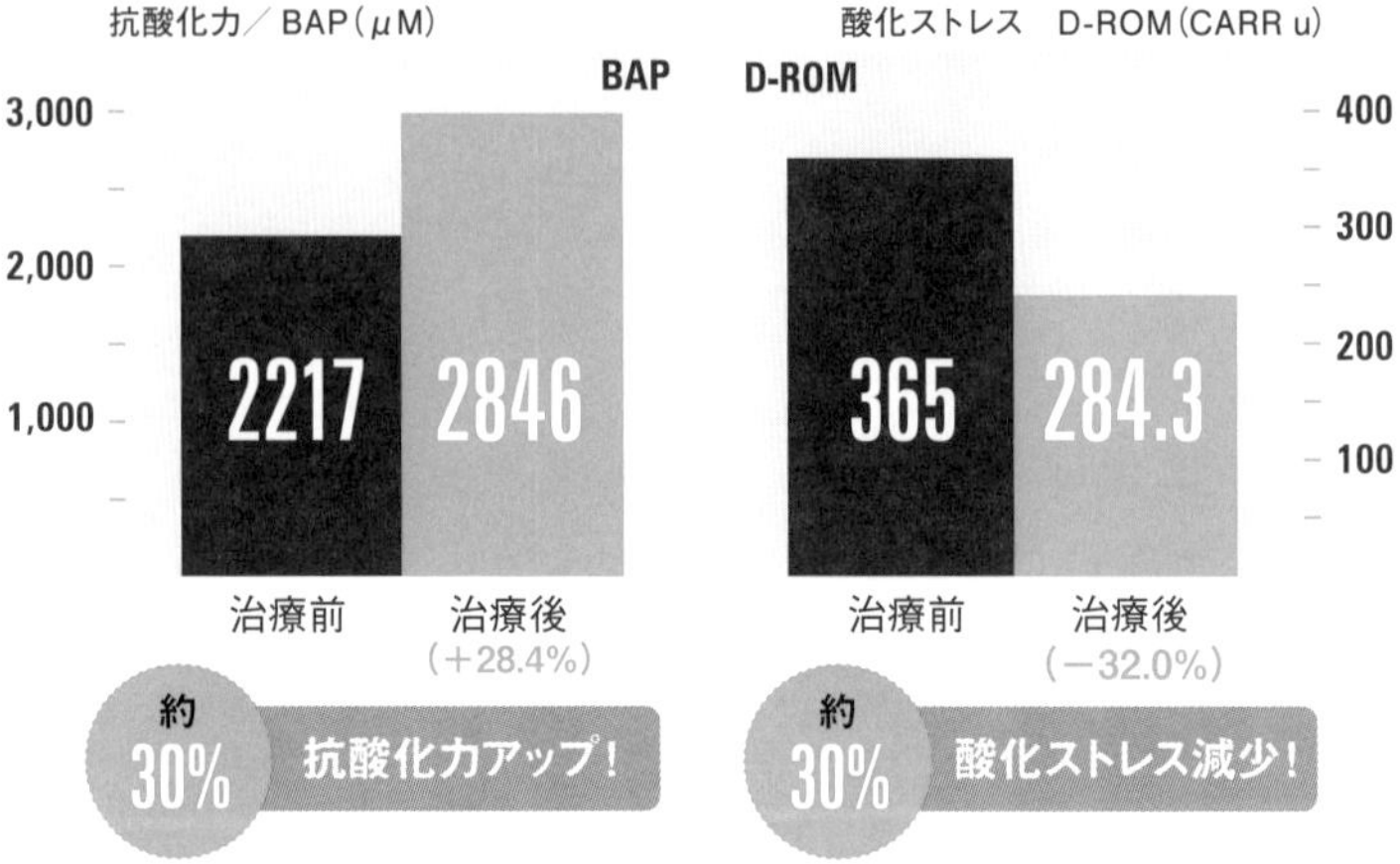

上の図1をご覧ください。代表的な酸化療法のひとつである「自己血オゾン療法」を使った調査結果です。

BAPは「抗酸化力」、D－ROMは「酸化ストレス」の値です。治療前と治療後では、BAPは約30パーセントもアップ、D－ROMも約30パーセント減少しているのがおわかりでしょう。

この酸化療法こそが、体内の抗酸化力を引き出す最強の方法だと私は考えています。

ガッツリサビさせるのではなく、ちょっとだけサビさせる。つまり「ちょいサビ」です。これからの時代のキーワードとなりうる言葉だと思います。

代表的な酸化療法（特に点滴療法として）

・オゾン療法
・高圧酸素療法
・血液バイオフォトセラピー
・H_2O_2（過酸化水素）点滴療法
・高濃度ビタミンC点滴療法

このほか、世界にはさまざまな酸化療法があります。

酸素を上手に利用するための「抗酸化」

ここで「酸化療法」と、抗酸化サプリなどを摂取する「抗酸化療法」の違いを明らかにしておきましょう。

・抗酸化療法はサプリなどで抗酸化物質を外から与えるもの
・酸化療法は少量の酸化ストレスを与えることで身体の持つ抗酸化力を引き出すもの

この違いです。

抗酸化力を強化するという点ではこの二つは同じゴールを目指しているといえますが、そのアプローチはまったく真逆。医師ですらこの治療法を誤解していることが少なくありません。

しかし先に述べたように、口から摂取する抗酸化療法にはいくつかの難点があります。

一方で酸化療法は医療先進国のドイツやアメリカで評価されてきており、国際的にも脚光を浴びつつあります。

日本でも今後、本格的に「ちょいサビ」の時代がやってくると私は確信しています。

第2章

最強の抗酸化パワーをもたらす「オゾン療法」

世界に広がるオゾン療法

酸化療法にはいくつかの種類がありますが、中でも全世界で広く行われているのが「オゾン療法」です。

オゾン療法とは「医療用オゾン」によって適切に適量な酸化ストレスをかけることで、抗酸化力を強化する方法です。

オゾン療法は、医療用オゾンを使ったさまざまな治療法の総称であって、いくつかの種類があります。

日本のオゾン療法は「自己血オゾン療法」が主流です。

自己血オゾン療法は、採血した自分の血液に医療用オゾンを混ぜて反応させ、その血液を点滴の要領で体内に戻す「点滴療法」です。

日本で行われているオゾン療法

・自己血オゾン療法（血液クレンジング療法）

・オゾン注腸療法（医療用オゾンを直腸に注入する）
・医療用オゾンの筋肉内や関節内注射
・医療用オゾンのトリガーポイントや経穴への注射
・オゾン水、オゾン化油、およびオゾン化クリームの局所適用

オゾンは強力な「殺菌力」を持つ！

ところで「オゾンって何？」と思われた方もいらっしゃるでしょう。

オゾンは大気中に自然に存在するもので、強力な酸化力を持つ物質です。自然界では酸素と紫外線との反応によって生まれます。

オゾンの化学記号はO_3です。酸素（O_2）に酸素原子（O）がひとつくっついたものです。

酸素はO_2の状態で安定していますが、オゾンは余分な酸素原子がひとつくっついているために不安定です。そこで余分な酸素原子（O）をほかに渡して元に戻ろうとします。

プールの消毒としてもオゾンは使われています。

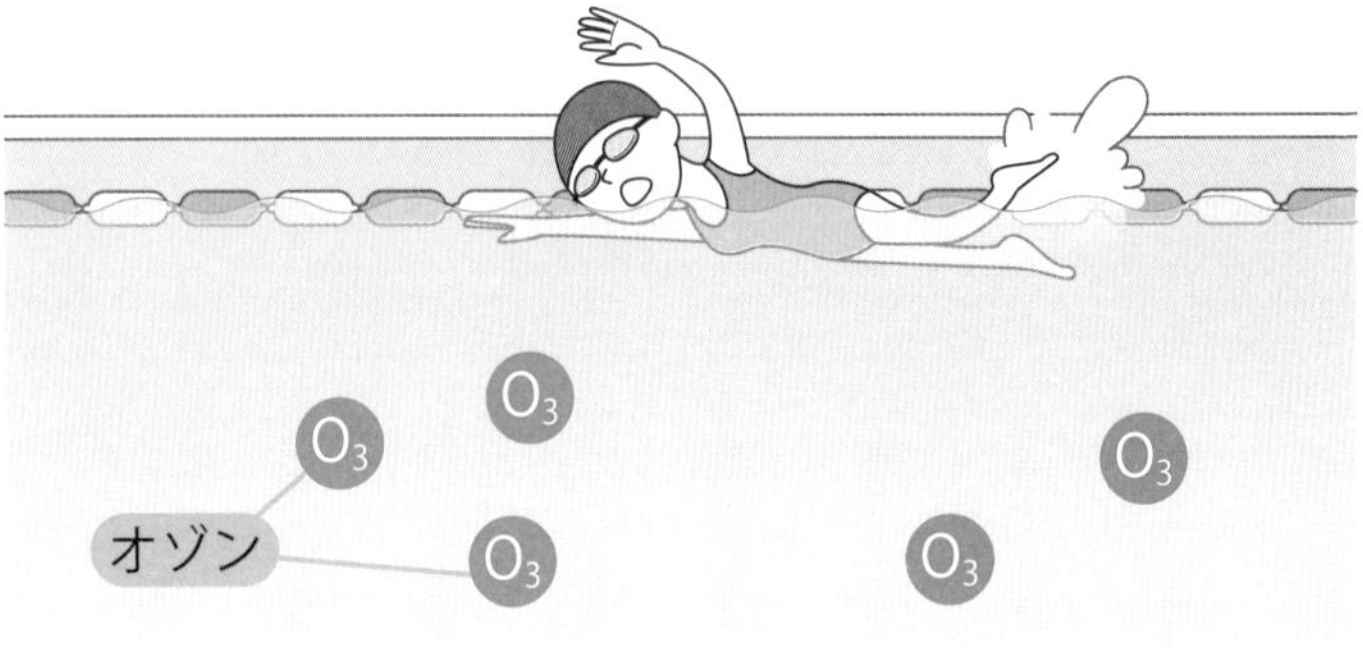

酸素原子（O）をほかのものに渡せば、その物質にはOがくっつく、つまり酸化します。

つまりオゾンは非常に酸化力が高いのです。酸化力が強いということはウイルスをやっつけたり、悪臭物質を分解・無害化する力が強いということです。

オゾンはこの除菌・消毒力で大気を浄化してくれています。はるか上空に存在する「オゾン層」が有害な紫外線をカットしてくれることはよく知られています。

またオゾンは私たちの生活にも役立っています。たとえば浄水場。塩素消毒に併用して、オゾンを利用する浄水場が増えています。オゾンは殺菌作用はもちろん、塩素その他の臭いも消してくれるのです。

しかも、オゾンはほとんどのウイルスや真菌（カビ）、細菌を死滅させるにもかかわらず、塩素殺菌において生じるトリハロメタンのような、有害な副産物を生成することもありません。またすぐに分解されるので、塩素のように残留問題がありません。

オゾンは食品の殺菌にも使われます。東南アジアでは生鮮食料品などは適度にオゾンガスを散布することで鮮度を保っています。

さらにオゾンはプールの消毒にも使われます。カナダやヨーロッパではプールの消毒にはオゾンが使われることが一般的です。よく日本のプールに長時間入ると、塩素の害で肌荒れや髪がバサバサになるなどと訴える人がいますが、オゾンならば速やかに水と酸素に分解されるので、その問題がありません。

日本でオゾン消毒がなかなか普及しないのは、ひとつには費用の問題があります。もうひとつには、後述するように、オゾンが大気汚染のそもそもの原因ではないにもかかわらず、大気汚染の指標として使われていること、かなりの高濃度だと呼吸器に障害を与えること、こういったことから「毒ガス」のイメージがついているためです。

家庭にもオゾンを使った器具がある!?

さらにはオゾンは実は家庭でも活躍しています。それは「空気清浄機」「脱臭機」です。オゾンの力を使って安全に空気を洗浄したり、脱臭を行うもの。もちろん家庭用も多く発売されています。もしかしたらみなさんのご自宅にもあるかもしれません。

ただ、オゾンという言葉はイメージがよくないということで、メーカーによっては「プラズマ」「マイナスイオン発生器」などという名称で販売している場合もあるようです。

オゾンは食品製造、工業、農業、畜産などさまざまな分野で有益かつ安全に用いることができ、しかも環境を汚染することもないのです。

オゾンの毒性は殺菌力の強さでもある

もちろんオゾンはそれ自体、強い毒性を持ちます。酸化力が強いということは毒性が強いということの裏返しでもあるのです。

ただし、その毒性は「直接吸い込んだ場合」です。オゾンを直接吸ってしまうと、肺が酸化によるダメージをダイレクトに受けてしまうのです。

少量吸い込む分にはせきが出たり、鼻炎を生じたりといった程度ですみますが、10ｐｐｍｖ（大気中の濃度が10万分の1）のオゾン濃度下にいると4時間で死亡、50ｐｐｍｖ（大気中の濃度が10万分の5）であれば数分で死亡するといわれています。

この事実だけを取り上げるなら、何とも恐ろしい有毒ガスのような存在だといえますが、逆にいえば、直接吸い込まなければ危険はないということです。

世界保健機関（ＷＨＯ）の安全基準によると、オゾンの安全基準は0・06ｐｐｍｖとされています。またオゾンには独特の臭いがありますが、人間がこのオゾンの臭いを感じられる濃度は0・01ｐｐｍｖだといわれています。

つまり吸い込んだら危険なレベルのオゾンに対しては、強烈な臭いが先に立つため、とてもその場にいられなくなるほどです。

万が一、オゾンが発生している部屋にいたとしても、異臭を感じた段階で窓を開けて換気すれば、空気より重い気体であるオゾンは足元のほうからすーっと室外に出ていき、害を受けることはありません。

また、室外に出たオゾンもそのまま分解して酸素になってしまいます。とはいえ、「危険なレベルのオゾンが発生する部屋にいる」という状況自体、普通にはありえないことですが……。

先に述べておけば、自己血オゾン療法で用いている医療用のオゾン発生器について言えば、外部にオゾンが漏れない構造となっており、余剰なオゾンについてはカタライザー（分解器）で分解してくれるため、事故が起きることは考えられません。

つまり、正しい知識に基づく使用であればオゾンは安全で、私たちの生活にとても役に立ってくれる物質なのです。

オゾンは医療の世界では古くから利用されてきた！

強力な酸化力を持つオゾンは医療の世界にも応用されています。

実はオゾンを利用した療法は実に150年以上もの歴史があるのです。

すでに第一次世界大戦では感染した傷の治療にオゾンガスを投与した治療法が使用されていたようです。

1961年には、ドイツ人医師ウォルフが血液を取り出してオゾンと混ぜて戻すという現在の「自己血オゾン療法」を開発しました。

そのニーズは拡大を続け、現在ではイギリス、ドイツ、スイス、イタリア、オーストリア、ギリシャ、ロシア、キューバなどで盛んに行われています。

中でもキューバは国策として網膜色素変性症の治療にオゾン療法を行っています。外国から来た患者を専用の病院で2週間滞在させ、看護婦がひとりつき、目のまわりの脂肪組織を網膜に移植手術をし、オゾン注腸治療をセットで行うのです。

網膜色素変性症は徐々に視野が欠損していって、失明する恐れもある病気ですが、決め手となる治療法がなく、日本では公益財団法人難病医学研究財団／難病情報センターの指定難病90として難病指定されています。

オゾン療法では欠損した部分を取り戻すことはできないものの、これ以上拡げないように食い止めることができるわけです。

視力が改善する率も36パーセントといわれています。今ではもう世界中から人が集まってきています。

「キューバは発展途上国だから医療も発展途上国なのでは？」と考えられがちですが、

酸化療法はアンチエイジング！

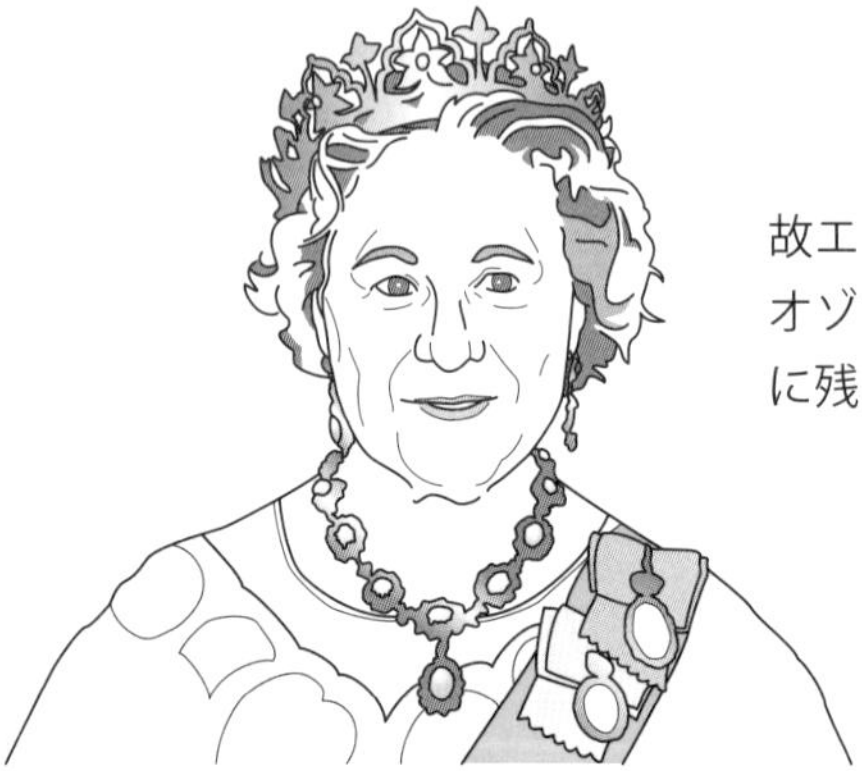

故エリザベス王太后はオゾン療法で王室史上に残る長寿を達成！

キューバは知る人ぞ知る医療先進国。

医療先進国の基準のひとつは乳児死亡率ですが、キューバの乳児死亡率はアメリカよりもずっと低いのです。

このほかにも、オゾン療法を治療に取り入れている国は多くあります。スイス、オーストリア、ドイツの一部の民間保険では、病気治療の補完療法として保険対象にもなっているところもあります。

現エリザベス女王の母、「クイーンマム」は2002年に101歳の長寿をまっとうされましたが、生前、老化予防のためにオゾン療法を定期的に受けていたことでも知られています。

アメリカではオゾン療法が禁止されている？

　ではアメリカの状況はどうでしょうか。

　実はアメリカのＦＤＡ（米食品医薬品局）では、原則としてオゾン療法を認めていません。その背景には、かつて、ある医師が「オゾンの直接静脈内注射」という不適切な使い方をしたために、肺塞栓症を起こして死者が出たため、ＦＤＡが禁止したという事情があります。

　オゾンに限らず気体を血管内に直接投与することは血栓を起こす可能性のある危険な行為です。

　現在は、誤解も解けてきていて、アメリカの15州では医師と患者の間のインフォームドコンセントを条件に、オゾン療法が実施可能となっています。今後もさらに広がっていくことと思います。

　日本においてオゾン療法が広がらなかったのは、日本の医療体制が基本的にアメリカのＦＤＡに対して追従傾向にあるためといえます。

新型コロナウイルスにもオゾン療法が有効！

この原稿を書いている2021年1月15日現在、新型コロナウイルスは、恐るべきスピードで世界中に拡散し、猛威を振るい、多くの人々の生命を奪い、私たちの生活を一変させてしまいました。

現在、各医療機関でレムデシベル、アビガンなどさまざまな薬剤が試されていますが、急性腎不全や遺伝子への影響など、見過ごせない副作用もあり、安心して使用できる状況にはいまだ至っていないのが現状です。

そんな中、新型コロナウイルスに対してオゾン療法が効果がある可能性が示されています。

イタリアのウディネ市のサンタマリア・デラ・ミゼルコルディア大学病院において、新型コロナウイルスによる肺炎、呼吸不全の患者36人に対してオゾン療法を施行したところ、気管内挿管を要した症例は、通常の15パーセントに対してわずか3パーセントにとどまるという結果が出たのです。

つまりオゾン療法が症状の重症化を防ぐことが可能であることを証明しました。

また、スペイン、イビサ島のヌエストラ・セニョーラ・デル・ロサリオ総合病院でも、オゾン療法を2から3セッション施行したところ、大勢の患者さんが、気管内挿管や、人工呼吸器の装着を免れることが可能であったとの報告がありました。

オゾン療法にはまったくといっていいほど副作用がありません。

本当であればどなたにも安心して初期から試みるべき治療法だと思います。

現在、中国とイタリアでは新型コロナウイルスに対するオゾン療法の臨床試験が数カ所で行われています。

新型コロナウイルスには高濃度ビタミンC点滴、ビタミン投与が効果的！

さらには酸化療法のひとつである高濃度ビタミンC点滴やビタミンCやビタミンDの内服が、新型コロナウイルスの予防や治療に有効であることが、中国の上海やアメリカの国立衛生研究所で報告され（Dr.Richard Cheng）、感染症に対する酸化療法の可能性を示すデータが、次々と報告されています。

私自身は、毎日3グラムのビタミンCと5000単位のビタミンDなどを、内服と定期的なオゾン療法と高濃度ビタミンC点滴をして新型コロナウイルスの予防をしています。

第　3　章

「自己血オゾン療法」で一生ものの健康を手に入れよう

自己血オゾン療法はオゾン療法の中でもっともポピュラーな方法

この章ではオゾン療法の中ではもっとも多く用いられている「自己血オゾン療法」についてご紹介していきたいと思います。

自己血オゾン療法は、「本人から採血した血液をガラス瓶の中でオゾンと反応させてから点滴の要領で静脈に戻す」という方法です。

やり方は国によって、また各クリニックによっても違いがあり、以下に紹介するのは日本酸化療法医学会に準拠する方法です。

この方法はこの治療法の第一人者であるボッチ博士（89ページ参照）の理論とドイツやヨーロッパ各国における標準的治療法を参考にしたものです。機器については信頼性の高いドイツ製の医療機器を使用しています。

自己血オゾン療法はこう行われる

では自己血オゾン療法の手順について紹介しましょう。

自己血オゾン療法の手順

1　採血

まず採血をします。採血の量はおよそ１００ミリリットルですが、年齢、体重、病状、全身状態などによって50〜１５０ミリリットルの間で量を増減します。患者さんにとってちょうどいい酸化ストレスを与えるためです。

採血した血液は滅菌されたガラス瓶に入れます。

2　オゾンを血液に反応させる

採血した血液にオゾンガスを加えます。オゾンの濃度・投与量はそのまま酸化ストレスの強さとなります。多すぎるとダメージが強くなりすぎてしまうし、少なすぎると効果が出ません。その人に合わせた量を医師が判断します。

血液に加えたオゾンガスはすぐに血液に反応し、活性酸素と脂質酸化生成物が生成され、わかりやすくいうと「オゾン化した血液」になります。

反応が終わった時点でオゾンガスは完全に消えてしまっています。

3　オゾン化した血液を戻す

オゾン化した血液を点滴で体内に戻します。オゾン化した血液は細胞を活性化して、さまざまな症状の改善やアンチエイジング効果をもたらせます。

＊1回の治療時間は、20〜40分ほどです。

自己血オゾン療法はなぜ血液にアプローチするのか?

自己血オゾン療法をはじめ酸化療法の多くが「血液」へアプローチするものです。

なぜ血液なのでしょうか?

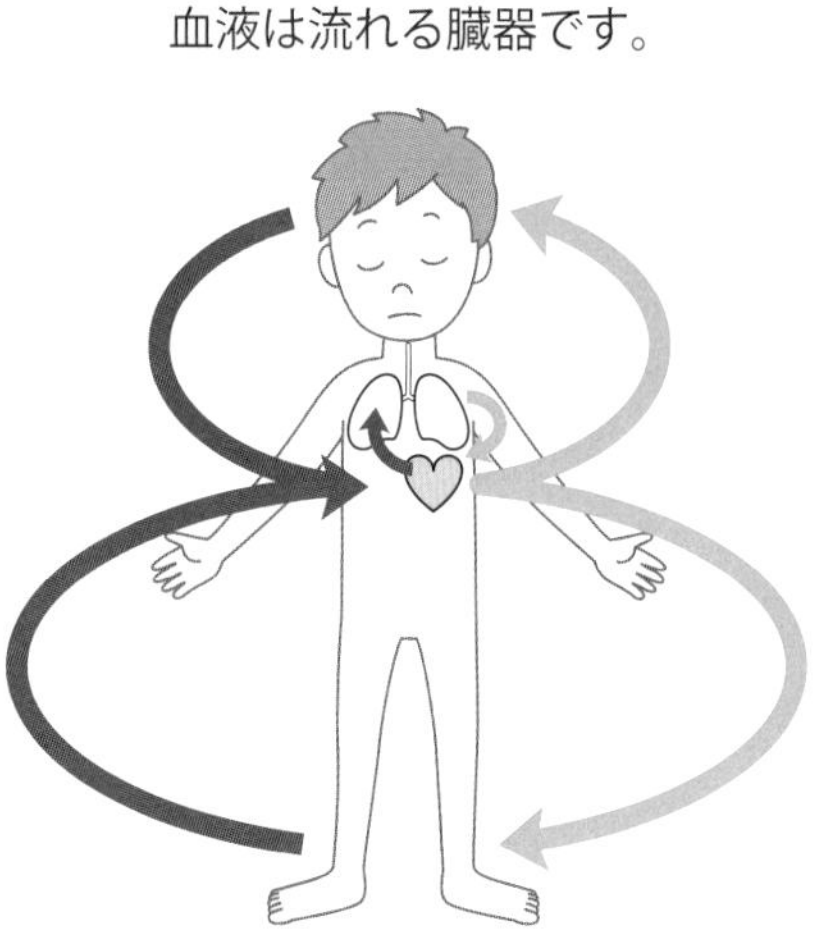

人間の血液量は体重の約13分の1とされ、体重50キログラムであれば約4キログラムの、体重60キログラムであれば約4・5キログラムの血液がその身体を流れています。

そのことから、血液を「流れる臓器」と呼ぶ人もいるくらいです。

内臓の中でもっとも大きい臓器である肝臓が1・5キログラムほど。それを考えれば「流れる臓器」という言い方も確かにふさわしい表現かもしれません。

その血液は総延長9万キロメートルもの血管を通って、酸素や栄養を全身すみずみの細胞へと送り届け、その帰り道で二酸化炭素や老廃物を回収しています。

血液の約45パーセントは、赤血球、白血

球、血小板などの成分で成り立っています。そのうち、赤血球は酸素を運搬し、白血球は体内に侵入した細菌などを殺し、そして血小板はケガをしたときに血液を凝固させて止血する働きをしています。

残りの約55パーセントは「血漿《けっしょう》」。これは血液の液体成分です。血漿はさまざまな栄養素やイオン、ホルモンなどを運搬するほか、豊富で多様な抗酸化物質を含んでおり、活性酸素などから細胞を守る働きもしています。つまり、「細胞外の抗酸化力」を主に担っているのが「血漿」なのです。

自己血オゾン療法が血液に働きかける主な理由がそこにあります。抗酸化力を高め、全身的な健康改善効果を得るには、全身すみずみへ行き渡っている血液に対して適切な酸化ストレスを与えるのが最善の方法なのです。

オゾンを血液と反応させるとどうなるのか？

自己血オゾン療法では採血した血液に少量のオゾンを加えて反応させます。このとき、血液の中ではどんなことが起こっているのでしょうか。

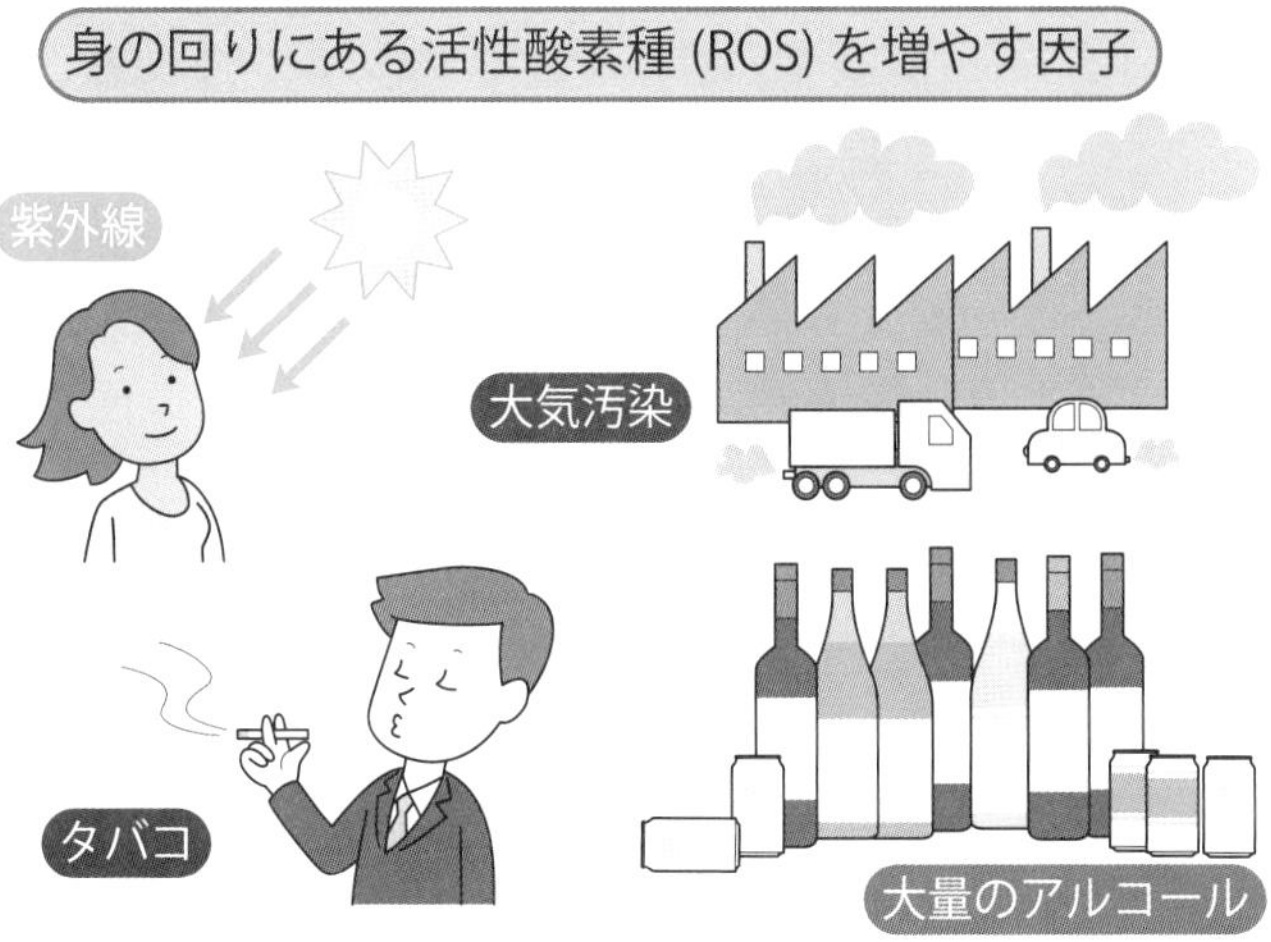
身の回りにある活性酸素種（ROS）を増やす因子
紫外線
大気汚染
タバコ
大量のアルコール

加えられたオゾンは血漿（血液の液体部分）と反応して、「活性酸素種」と「脂質酸化生成物」が生成されます。

活性酸素種ができる過程を前期反応、過酸化酸素生成物ができる過程を後期反応と二つに分けて説明されることが多いです。

まず初期反応で起こる「活性酸素種」。これは難しく考えなくても、ほとんどは活性酸素です。

ここで発生した活性酸素は30秒から1分以内に、血漿内の抗酸化物質によって消去されますが、その短時間の間に、赤血球や白血球、血小板といった血液内の細胞成分に働きかけ、それらの働きを活性化するのです。

具体的には赤血球は酸素をいっぱい運べる

ようになったり、白血球なら免疫力を上昇するように働いたり、血小板の凝集を抑制するなどです。

後期反応では「脂質酸化生成物」ができます。これはオゾンが血漿の中の脂質を酸化させてできる物質です。

この脂質酸化生成物は、活性酸素よりずっと長く体内に存在できるため、血液に乗って全身のあらゆる場所に行きわたり、身体に良い影響を与えます。

具体的には血管の内皮細胞に作用して末梢血管を拡張したり、骨髄に作用して酸素運搬能の高い赤血球を産生したり、そのほかの臓器に作用して全身的に抗酸化力を強化してくれるなどです。

「活性酸素種」も「脂質酸化生成物」も多ければ炎症力の強い毒ですが、自己血オゾン療法で生成されるのはごく微量です。この微量であることが何よりも肝心で、生体の免疫機能を適度に刺激し、炎症・抗炎症のバランスを調整する働きして、身体本来の免疫力などをアップしてくれるのです。

オゾンは血液を介して全身的なよい作用を発揮する

たとえばオゾン療法のメカニズムの中で最近特に注目されているのが、オゾンにより発生する「核内転写因子」の存在で、DNAだけに結合するタンパク質の一種で、DNAの遺伝情報をRNA（リポ核酸）に転写する過程を促進したり、逆に抑制する作用があります。

89ページでもご紹介した、オゾン療法の世界的権威であるイタリア・シエナ大学のボッチ博士は、オゾンを血液に触れさせたときの反応を「前期反応」と「後期反応」の二段階に分けて説明しています。

オゾンが血液に触れたとき、「前期反応」では過酸化水素（H_2O_2）が、「後期反応」の一部として4－HNE（4－ハドロキシノネナール）がそれぞれ生成されます。オゾンはこの2つの核内転写因子に作用することが、最近の研究で明らかになってきました。

過酸化水素（H_2O_2）は、免疫反応で中心的な役割を果たす転写因子NF－κB（エヌエフカッパビー）を適度に活性化します。ＮＦ－κＢが活性化されると、インターフェロンなど、さまざまなサイトカインと呼ばれる免疫系物質が生成されます。これらの物質が身体の免疫系を活性化するのです。

４－ＨＮＥは、セカンドメッセンジャーとして、抗炎症系、抗酸化系において重要な役割を果たす転写因子Ｎｒｆ２（ナーフツー）を穏やかに活性化します。また、Ｎｒｆ２が活性化すると抗酸化物質であるグルタチオンの合成や再生が促されます。さらに、活性酸素の分解も促進されるので、身体全体の抗酸化系や抗炎症系も活性化されます。

加えてオゾン療法には、ミトコンドリアを活性化する作用があることもわかってきました。細胞のさまざまな活動に必要なエネルギーのほとんどは、ミトコンドリアからＡＴＰの形で供給されます。

つまり、オゾン療法は人間の細胞のエネルギーを活性化し、元気にするのです。

自己血オゾン療法はどのぐらい行えばいい？

自己血オゾン療法は一定の回数、受けることで効果が高まります。

投与するオゾン濃度とIFN-γの関係（Bocci 1990）

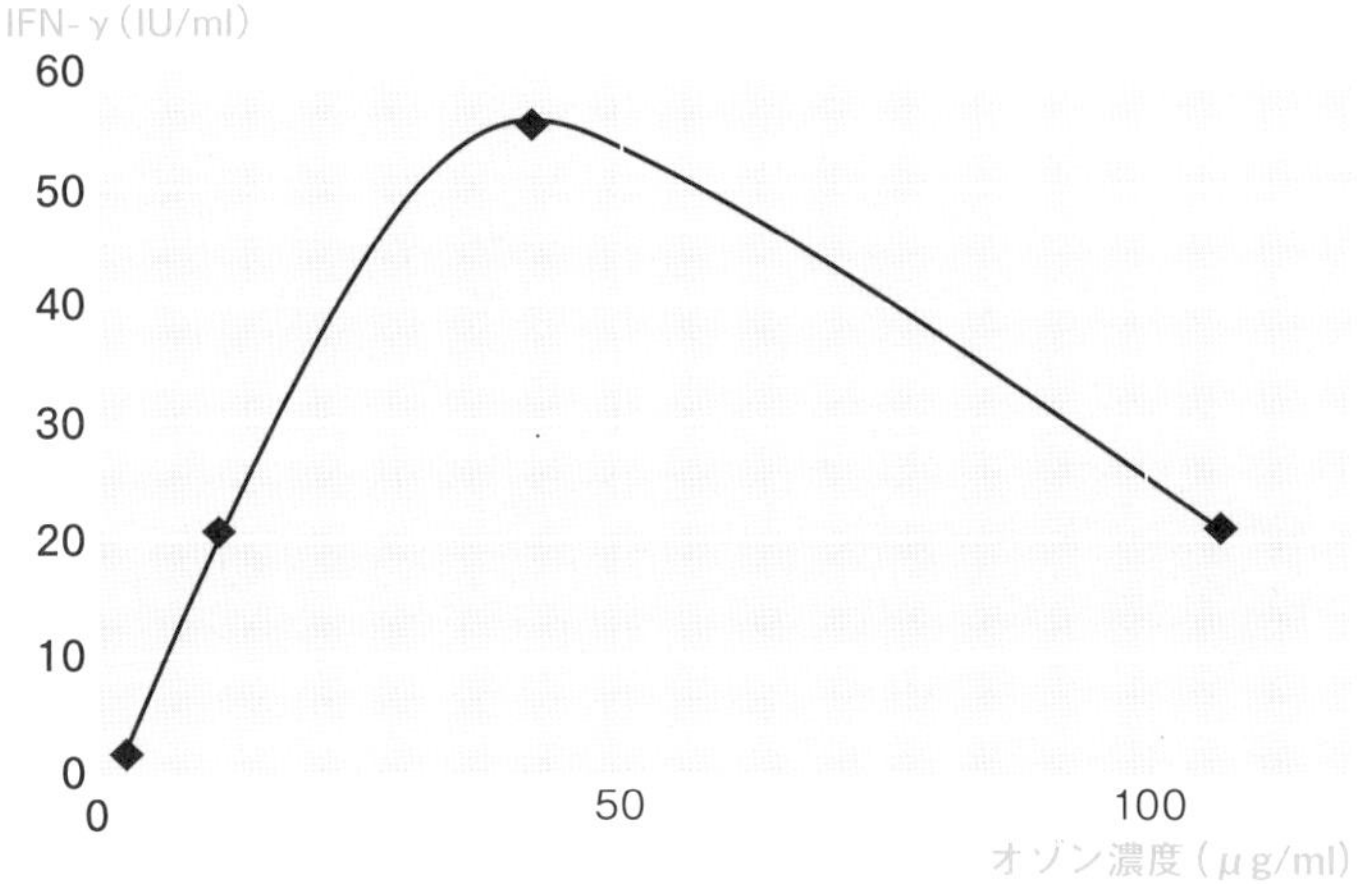

健康の維持やアンチエイジング、疲労回復が目的の場合は2週間から1カ月に1度程度の頻度がよいでしょう。がんの術後やウイルス性の疾患の方で免疫力向上を目指す方は週に1～3度の治療を推奨します。

なおヨーロッパの基準では、1週間2回の治療を5週間継続し、その10回の治療でひとまとまりの1セッションと考え、これを年に1～3セッション行うとされています。

しかし日本では自己血オゾン療法は保険外診療となりますし、ヨーロッパの方法をそのまま適応するのは少々難しいでしょう。

無理のない範囲で、個人に合わせた治療計画を立てることが重要と言えるでしょう。

第6章の127ページを参照してください。

自己血オゾン療法はこんな症状・病気に効果がある！

ここで自己血オゾン療法の健康増進効果、病気予防効果をまとめておきましょう。

1　抗酸化力アップに抜群の効果

自己血オゾン療法は最小限の負担で、非常に強い抗酸化力を生み出す療法です。

次ページの図3は、自己血オゾン療法を定期的に受けている患者さんの血中のSOD（スーパーオキシドディスムターゼ）がどう変化したかを示したものです。SODは活性酸素を消去する酵素であり、多いほど抗酸化力が高いことを意味します。

数値の変化を見ると、最初の2週間はあまり変化がありませんが、その後、右肩上がりに数値を上げているのがおわかりでしょう。

この患者さんは抗酸化サプリなどをとっているわけではありません。それなのにSODの数値が上がっているのは、体内でSODを作り出す能力（＝抗酸化力）が向上したことを意味します。つまり、自前の抗酸化力が強化されたということです。

図3　自己血オゾン療法による抗酸化力（SOD）の活性化

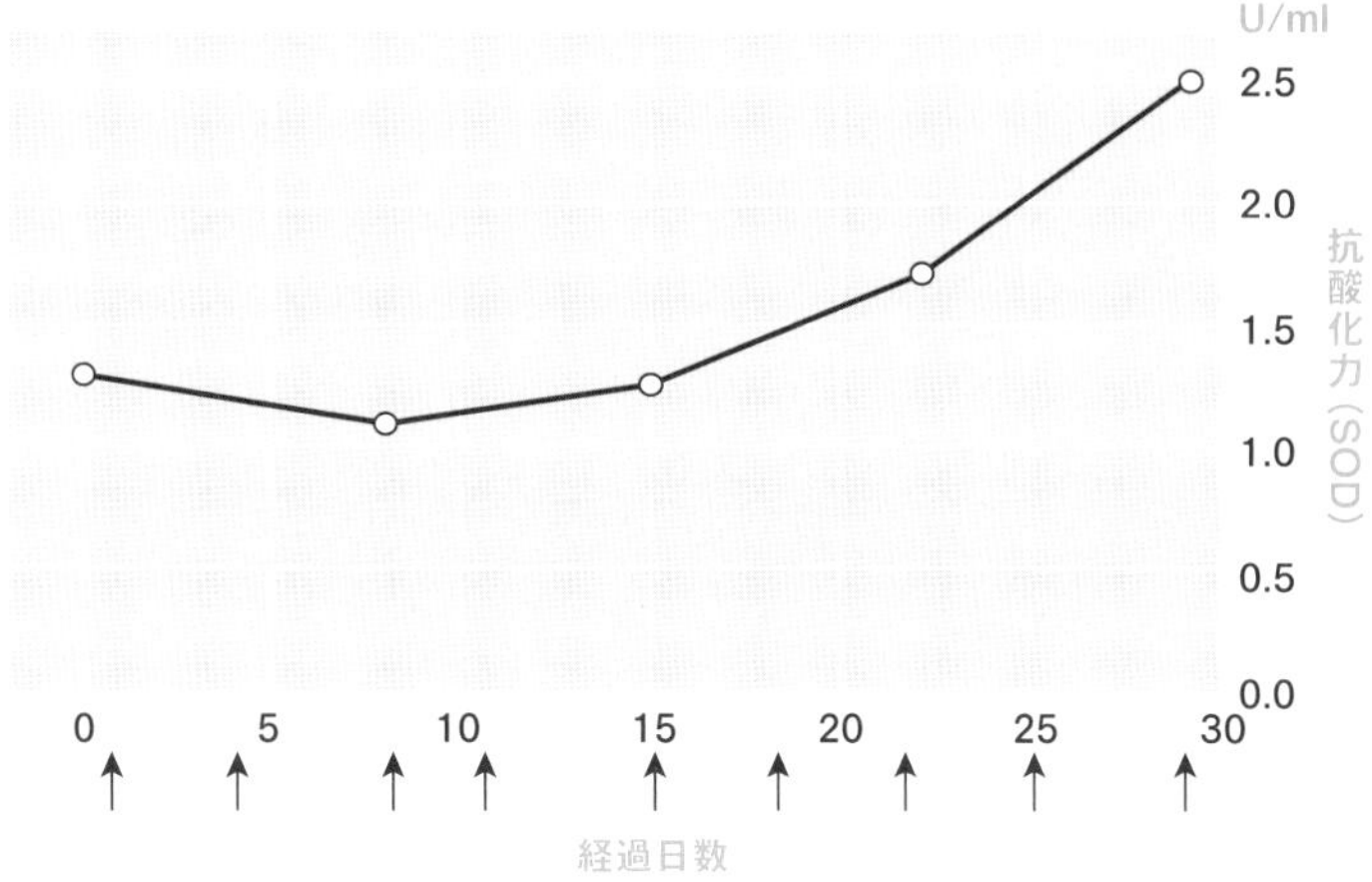

2　酸素を全身にたっぷり取り込み、細胞レベルから健康になる！

ご存じのように私たちは肺で息を吸い込み、血液を通して全身に酸素を届けています。

ところが血液中の酸素の濃度が低いと、細胞はしっかり活動することができません。十分な酸素が取り込まれていること（体内の酸素化）こそが、生命を保つための土台といえます。

ちなみにがんを患うなど身体の状態が大変悪い患者さんは、血中の酸素の量が低いことが統計的にわかっています。

自己血オゾン療法は私たちの身体にたっぷ

り酸素を取り込む作用をもっています。

　これはオゾンの働きによって血中の2,3-DPG（ジホスホグリセリン酸）という物質の濃度が高くなるためです。2,3-DPG は酸素の運搬を調整する物質で、この物質の血中濃度が高いということは酸素が末梢組織にまで行きわたっているということです。

　次ページの図4は末梢動脈の循環に障害のある患者さん（重症末梢動脈循環障害患者）に対して、自己血オゾン療法を行い、2,3-DPG の値を調べたものです。

　コントロール群（自己血オゾン療法を行わなかったグループ）に比べ、行ったグループは約2倍の濃度に達していることがおわかりでしょう。

　また自己血オゾン療法を行うと、初めから2,3-DPG を多く含む血液が作られることもわかっています。

　オゾン療法の第一人者であるボッチ博士（89ページ参照）は、この赤血球を「高機能赤血球」と呼んでおり、そこには2,3-DPG だけではなく、抗酸化酵素も豊富に含まれていると述べています。

「高機能赤血球」が増えることは、脳梗塞や心筋梗塞といった虚血性疾患の後遺症の改善のほか、全身状態の改善にも非常に有益だといえるでしょう。

図4 重症末梢動脈循環障害患者の血中2, 3-DPG値の自己血オゾン療法による変動効果

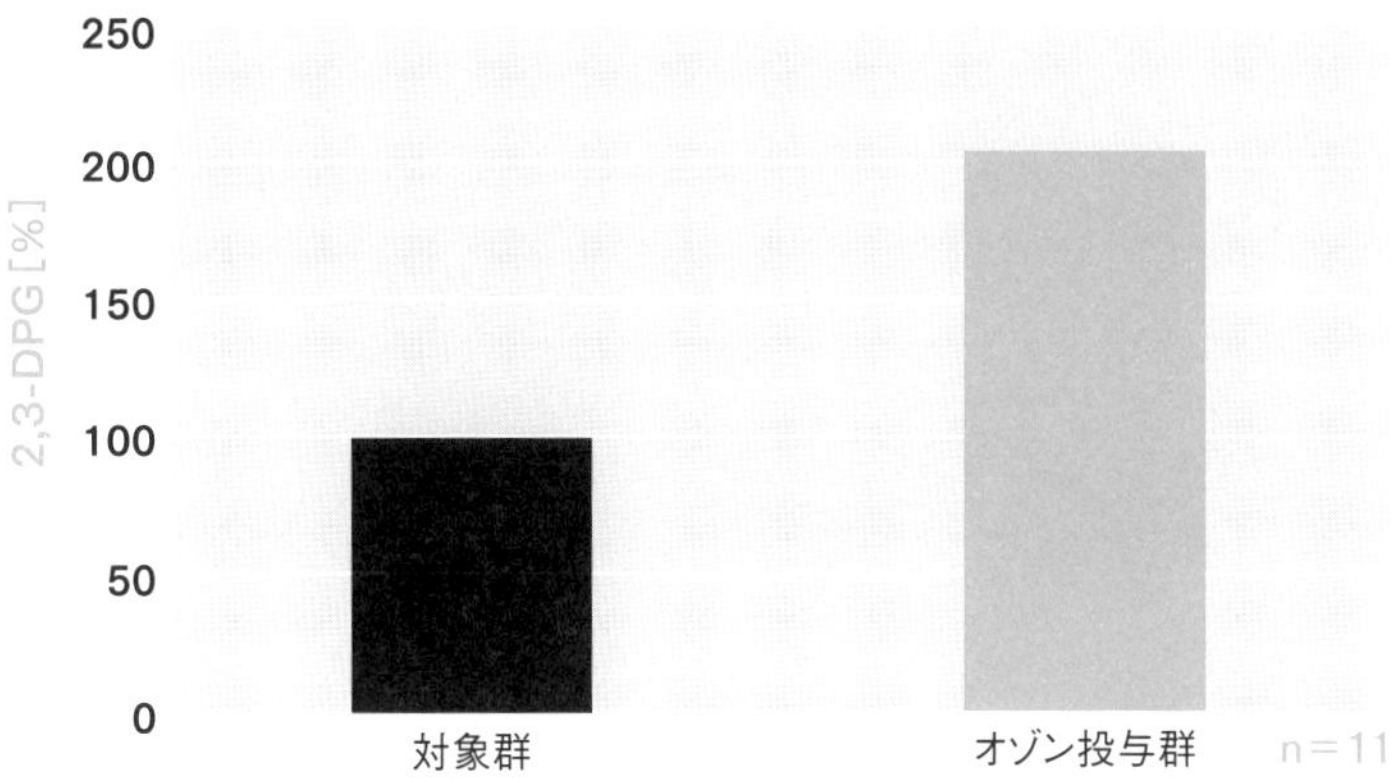

（Rokitansky, Washüttl 1981）

また、がん細胞は酸素を嫌います。酸素不足の状況はがんにとっては居心地のいい環境なのです。

しかし、自己血オゾン療法によって血中の酸素の値が上がってくると、がんの患部へ酸素が豊富に送り込まれるようになり、結果的にがんの成長を抑制することになります。

3 末梢血管の血流がよくなる！

近ごろ、血流をよくする「NO」という物質がもてはやされています。

NOとは「一酸化窒素」のことです。血管の内皮細胞で作られる物質ですが、末梢血管を拡張する働きを持っています。

つまりNOが十分に作られると、血管をし

なやかに保ち、高血圧や動脈硬化を防ぐことができるのです。

自己血オゾン療法を行うと、前述した「脂質酸化生成物」が生じますが、この物質がＮＯを産生してくれるので、全身のすみずみまで血液を届けることができます。その結果、冷え性の解消からがんの予防まで、幅広い健康増進作用が得られるのです。

また自己血オゾン療法には俗に言う「ドロドロ血液」を「サラサラ血液」に変える働きもあります。ドロドロ血液とは食生活の乱れや運動不足などが原因となり、血液の量や質に変化が起こり、血液が流れにくくなってしまった状態のことです。

血液が正常の状態に戻る、つまりサラサラ血液になれば、流動性がよくなり、末梢血管までスムーズに血液が流れます。

これについては私は次のような調査を行いました。

毛細血管に模したスリットに血液を流して、その流動性を計測する血液流動性測定装置「ＭＣＦＡＮ」で患者さんを調べたのです。数字が高くなればなるほど、「血流が悪い」ということになります。

次ページの図５でおわかりの通り、１回の自己血オゾン療法によって血液の流動性が大幅に改善しています。

図5　自己血オゾン療法前後のMCFAN（血液流動性測定）

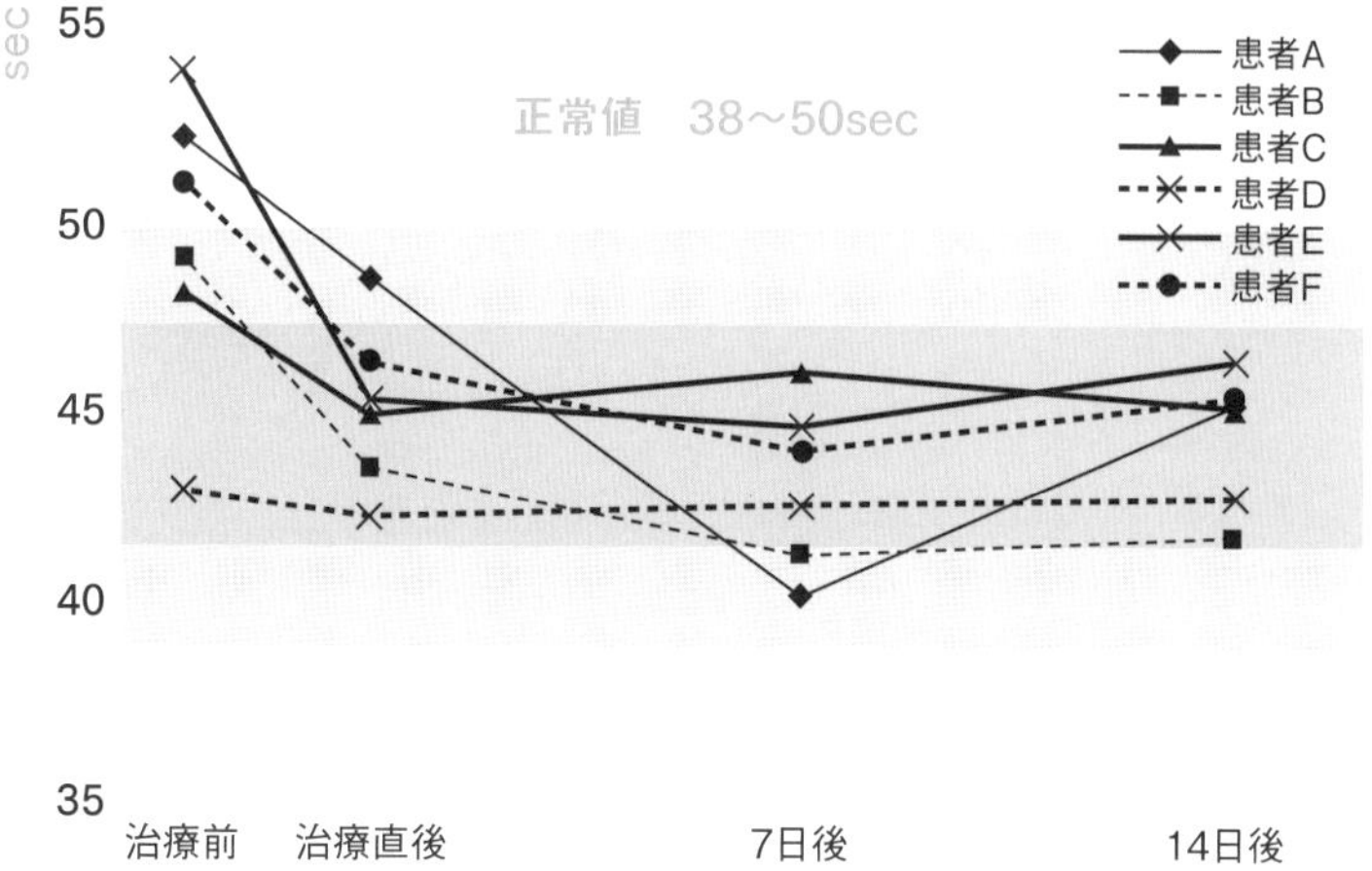

しかも、その効果は一時的なものではなく、2週間持続しています。

血液サラサラといえば納豆の成分であるナットウキナーゼやトマトに含まれるリコピンを思い浮かべる人も多いでしょう。

これらは血液サラサラ効果が医学的に証明されています。

しかしこれらを積極的に摂取した場合でも、2～4週間以上継続摂取しないと効果があらわれてこないといわれます。

それを考えれば自己血オゾン療法は「劇的な血液サラサラ効果」を持つといえるでしょう。

4　がんを予防し、病気にかかりにくい身体になる！

私たちは日常生活の中で日々、さまざまな菌やウイルスにさらされています。

ところが毎日感染症になったり風邪をひくわけではありません。

これは身体に備わった免疫力があるからです。

また私たちの体内では毎日微小な「がん細胞」が生まれています。

ところが全員ががんになるわけではありません。

これも免疫機能が働いてがんを片っ端から攻撃してくれているからです。

免疫は私たちが健康で過ごすためにとても大事な機能です。

次ページの上の図6は自己血オゾン療法による免疫機能の向上を調べたものです。

私たちの免疫には実にさまざまな細胞や生理活性物質が関与していますが、このうち自己血オゾン療法で産生が促進される物質にＴＮＦ‐α、ＧＭ‐ＣＳＦ、ＩＦＮ‐γ、ＩＬ‐２などがあります。

見慣れない用語で恐縮ですが、ざっくり以下のように考えてください。

図6、図7　血液中でオゾンにより放出されるサイトカイン（Bocci）

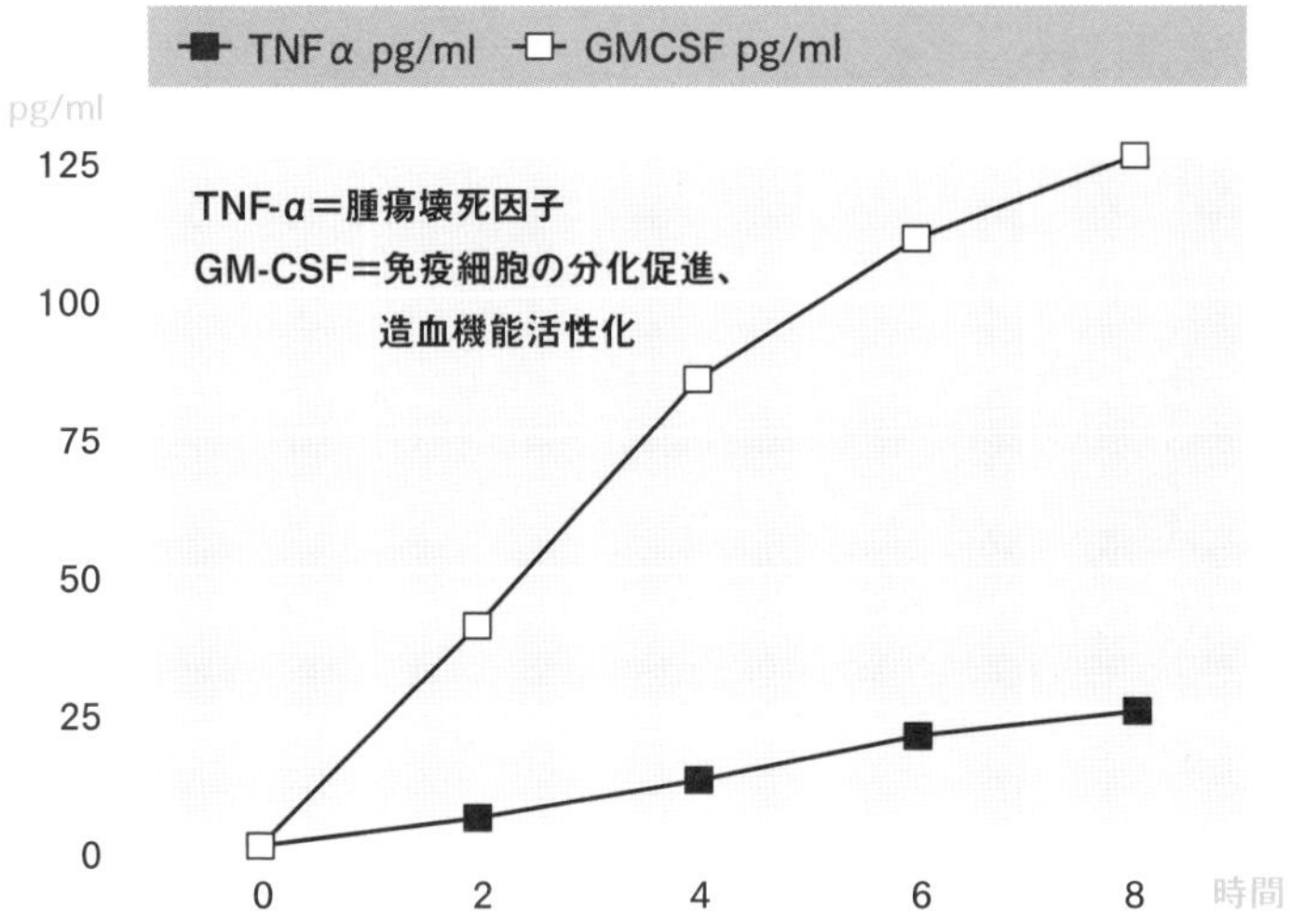

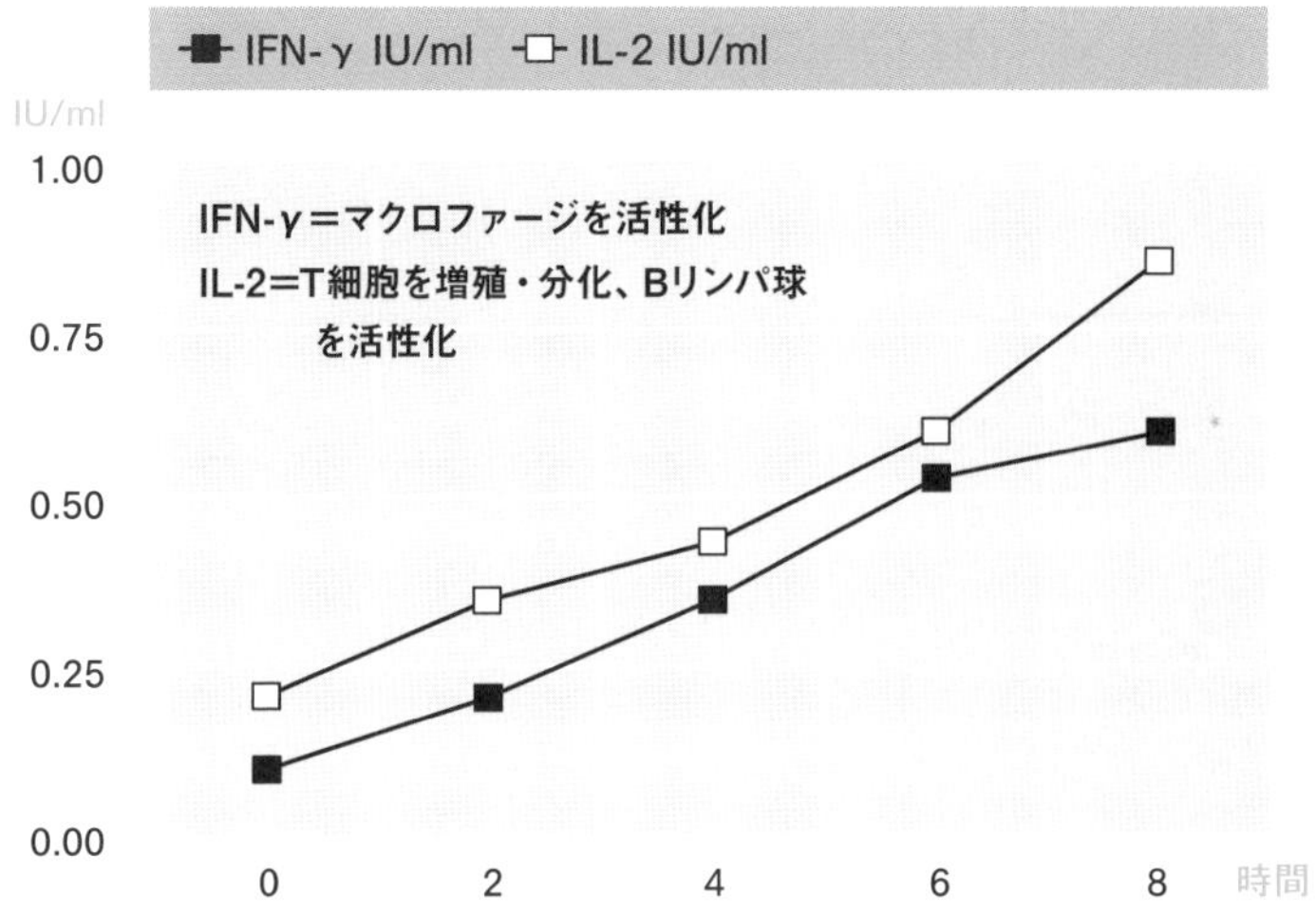

・TNF-α　腫瘍を壊死させる物質
・GM-CSF　免疫機能・造血機能を向上させる物質
・IFN-γ、IL-2　免疫細胞を活性化させる物質

その上で　81ページの下の図7をごらんください。

いずれも自己血オゾン療法を行った直後から増え始め、8時間を経過してもまだ増え続けているのがおわかりでしょう。

自己血オゾン療法はがんの予防や治療をアシストしてくれる効果があるといえます。

またがん治療の副作用にも効果があります。

手術や抗がん剤、放射線療法といった「がんの三大療法」は、病巣をたたくと同時に全身の免疫力を低下させ、さまざまな副作用を招くことが知られています。

しかし、そこに自己血オゾン療法を併用することで副作用を軽減することができ、より安全にがん治療を続けていけるのです。

また自己血オゾン療法は、HIVといったウイルス性疾患、自己免疫疾患などの免疫疾患にも効果が期待できます。

5　持久力が上がり、疲れにくい身体になる！

私たちは食事でとった栄養分を「ＡＴＰ」というエネルギー源に変えて、細胞を動かしています。

ＡＴＰは「生体のエネルギー通貨」とも呼ばれるもの。ＡＴＰの生産が足りないと、元気がなく、疲れやすい身体になってしまいます。

特にプロのアスリートにとってはいかにＡＴＰを作り出すかは死活問題ともいえます。

自己血オゾン療法はこのＡＴＰのレベルを上げることができるのです。

次ページの図8は、健康なプロスポーツ選手が自己血オゾン療法を受けたときにＡＴＰレベルがどう変化するかを示したものです。

治療を行った後に20パーセント程度上昇していることがおわかりでしょう。

実際、私はこれまでプロのアスリートを何人も診てきましたが、自己血オゾン療法を受けるようになると、みなさん口をそろえて「持久力が上がって疲れにくくなった」とおっしゃっているのが印象的です。

また、高齢者にオゾンの直腸注入（23ページ参照）を行った後にＡＴＰレベルを測定し

図8　自己血オゾン療法後、プロスポーツ選手のATPの上昇（Jakl）

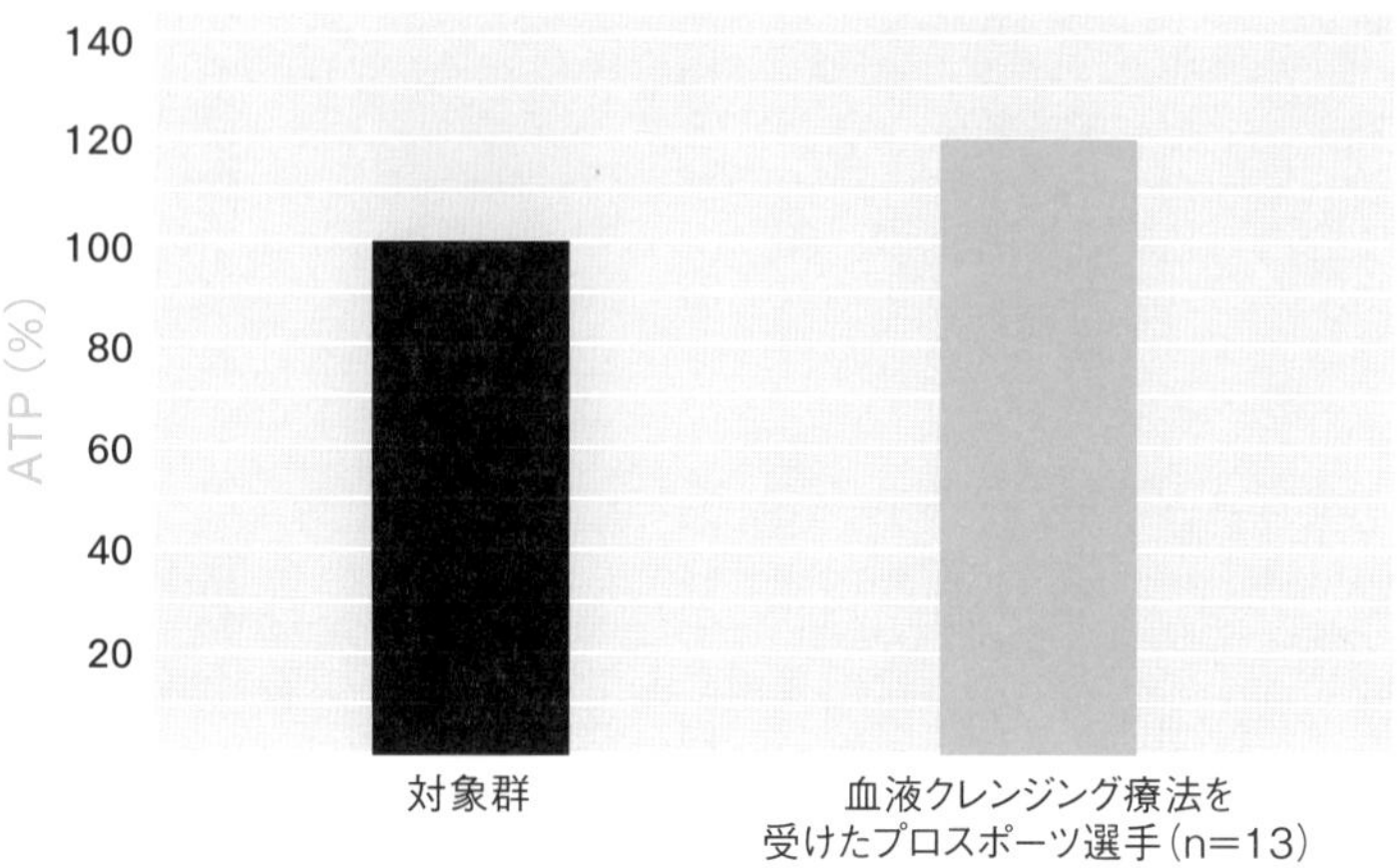

たデータがありますが、こちらも大幅にレベルが上昇しています。

しかも、治療終了後しばらくたってからもさらに大きくＡＴＰレベルが上がっているのです。

この結果は、オゾンが薬のように作用してＡＴＰレベルを無理に上げたのではなく、身体が本来持つ「ＡＴＰを作る仕組み」を活性化させたということを意味しているのでしょう。

自己血オゾン療法はこんな症状の予防・改善に効果的！

1 糖尿病
2 片頭痛
3 各種がんの進行を遅らせる、ＱＯＬの改善
4 心筋梗塞
5 脳梗塞
6 網膜色素変性症
7 慢性疲労症候群
8 アトピー性皮膚炎
9 腎不全
10 気管支ぜんそく
11 線維筋痛症
12 慢性動脈閉塞症、神経痛
13 全身強皮症、慢性関節リウマチ等の自己免疫疾患
など。

気分を上げ、うつ病にも効果が?

自己血オゾン療法の五つの効果について述べてきましたが、これらとは別の効能がある可能性があります。

自己血オゾン療法を受けた人の多くが、ある種の「幸福感」を覚える傾向があるのです。それと関連するのか、最近になって自己血オゾン療法がうつ病に効果があることを示すデータも出てきました。

自己血オゾン療法にはまだまだ未知の可能性が秘められていると思っています。

自己血オゾン療法には100年近い歴史があると述べましたが、実はその効果についてはまだわかっていないことも多いのです。というのも活性酸素の計測は大変難しいからです。

今後、さらに研究を進めばさらに自己血オゾン療法の効果がわかってくるはずです。

私とオゾン療法の出会い

ところで、なぜ私が自己血オゾン療法を取り入れたかについて、ここで触れておきましょう。

私は医学部では心臓血管外科へ進み、大学院での学位論文として「高濃度ビタミンC」を題材に取り上げました。

今でこそ高濃度ビタミンC大量点滴療法はがん治療に使われていますが、当時はまだ知られていませんでした。

私が高濃度ビタミンCを選んだのはあくまでも「活性酸素の消去因子」の題材としてでした。

どうして、活性酸素に注目したのかというと、当時の私は「急性の動脈閉塞の治療」について研究していたからです。

この病気は活性酸素に深く関係しています。この治療において、強い抗酸化作用のあるビタミンCを用いることを思いつき、動物実験でそれを検証。

学会で発表し、大きな反響を得ました。

活性酸素に関しては、こうした研究の過程でそれなりに詳しくなったという過程があります。

自己血オゾン療法と自分の研究が結びついた瞬間

その後、私は大学病院勤務を経てクリニックを開業。その後、ある人の紹介で銀座オクトクリニックの伊藤壱裕前院長に出会います。

伊藤医師は日本でオゾン療法を広めた功労者ともいえる方です。

自己血オゾン療法の別名である「血液クレンジング療法」も伊藤先生の命名によるものです。

正直なことを言うと、最初は「血液クレンジング」という言葉の響きに何か怪しいものを感じていたのですが、実際に伊藤医師にお会いして説明を受けるうちに、それが活性酸素に関係するという点に興味を抱き、同時にこの治療法の意義を理解できました。

活性酸素については私自身、研究に取り組んだことのある分野でしたから、この治療法が何を狙ったもので、体内でどのように働くのかというところにすぐに納得がいったのです。

私は伊藤医師から指導を受けた後、海外の医師とも交流し、自己血オゾン療法とそのほかの酸化療法を導入しました。

オゾン療法の世界的権威ボッチ博士との親交

残念なことに伊藤医師は2009年に他界されましたが、その後、私はオゾン療法の世界的権威とされるイタリア・シエナ大学の名誉教授のベリオ・ボッチ博士と知り会う機会があり、親しくさせていただくことになりました。

ボッチ博士は、それまで個々の医師が経験的に行ってきたオゾン療法に関して、免疫学的なデータをそろえて、この治療法に確かな効果があることを証明した人物であり、言うなれば「現代オゾン療法の父」です。

2010年には、ボッチ博士が会長となって、ISCO3（国際オゾン療法科学委員会）が発足しました。

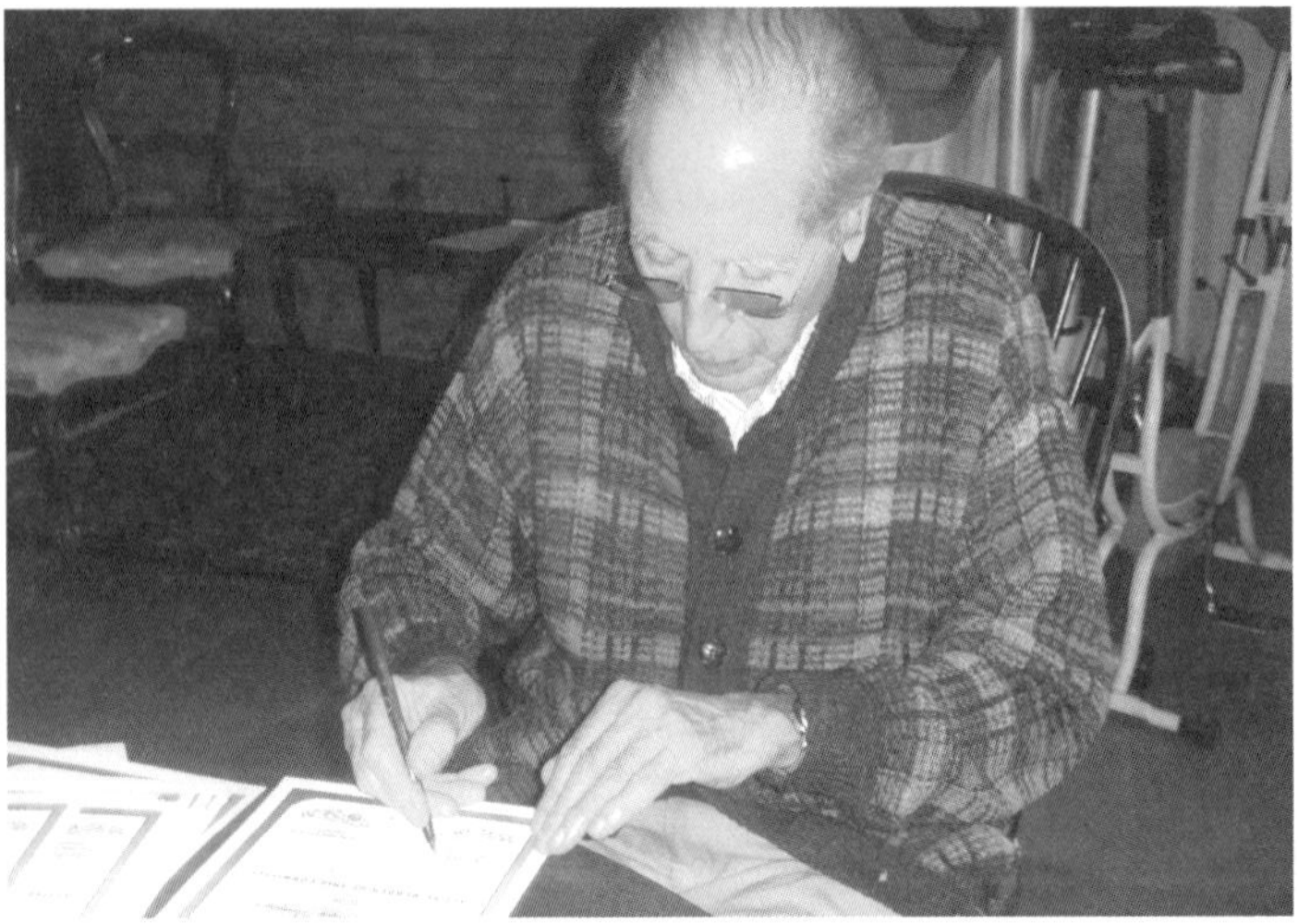

委員は全部で21名、その一人に私も選出されました。

残念ながらボッチ博士は2019年、享年90歳の天寿をまっとうされましたが、ボッチ博士の遺志を継ぐべく、世界では多くの医師たちがオゾン療法の研究を進めています。

ドイツで1日に150人以上の患者さんにオゾン療法を施しているウルムス医師や、世界中でオゾン療法を指導しているルヒ・シャキア医師、アメリカ・ロサンゼルスで血液フォトセラピーやH_2O_2（過酸化水素）点滴療法を行っているウィンクラー医師、ドイツ酸化療法医学会会長のロナルド・デムロー博士、スペインのオゾン学会の会長であるアドリアーナ・シュワルツ博士、アメリカのA

CAM（アメリカ先進医療学会）の現会長であるアービー・ハーツコービック先生などなど。

私も彼らと親しく交流させていただき、自らもさらに見識を広めています。

日本では未知な療法であっても海外ではメジャーな療法がたくさんある

ドイツやアメリカといった医療先進国には、日本の医師がまだ知らない素晴らしい治療法がたくさん存在しています。

日本においては「保険治療」が王道中の王道とされていて、「保険外診療」、いわゆる「代替療法」は「効果の定かでない不確かなもの」という見方をされてしまいがちです。

しかし実際には、そのような治療法の中にも、難しい病気の治療に役立つものがたくさんあります。

また代替療法に関しては「エビデンス（医学的根拠）がないから効果の証明ができない」という批判を受けることもありますが、たとえエビデンスが十分でなくても、実際に効果のあるものはたくさんあります。たとえば鍼灸もそのひとつでしょう。

エビデンスのみに拘泥していては、本当に効果のあるものは埋もれていってしまうと私は考えています。

オゾン療法にはエビデンスがないのか？

ではオゾン療法にはエビデンスがないのかというと、そんなことはなく、非常に多くのエビデンスが出されています。

もともとオゾン療法は1957年にオゾン発生器が開発されて以来、長い歴史を持ち、経験的にさまざまな疾患に対して効果があることがわかっていました。

しかし当時は作用メカニズムがわからず、ほかの代替療法同様、自然治癒力（病気やケガを自己で治す力）が高まった結果、さまざまな健康改善効果が得られると思われていました。

しかし、近年、世界各国から研究論文が数多く出されてきており、メカニズムが徐々に明らかになってきました。

特に、前述のボッチ博士はオゾン療法の数多くの論文や書籍を出し、オゾン療法のメカニズム解析に貢献しています。

自己血オゾン療法について言えば、2016年にドイツのRenate Viebahn博士による自己血オゾン療法の効果かつ安全性について評価した論文があります。

このほかPubMedという、PubMed MLM（米国国立医学図書館：National Library of Medicine）内の、NCBI（国立生物科学情報センター：National CENTER for Biotechnology Information）が作成しているデータベースで、世界中の主要医学系雑誌等に掲載された文献を検索することができ、ネット（https://www.tandfonline.com/doi/abs/10.1080/01919512.2016.1191992）で検索すれば少なくともオゾン療法（ozone therapy）だけで3600件、オゾントリートメント（ozone treatments）で8000件以上ものデータが出てきます。

日本における保険治療の闇

「ではそんなにいい治療法ならどうして日本で保険がきかないのか？」と疑問を持たれる方もいるでしょう。

その背景には医療制度の複雑な問題が存在しているのですが、一言で簡単にご説明するなら、日本の保険制度は製薬会社や医療機器を扱う大企業の方向を向いており、それらの企業の利益にならない治療法はなかなか保険の適用にならないという事情があるからです。

たとえば、酸化療法で用いるビタミンCや過酸化水素（H_2O_2）は、抗がん剤と比べて非常に安いコストで製造できるため、それががんに良い作用を発揮するということになれば、抗がん剤を販売する製薬会社は面白くないでしょう。

そこに輪をかけて問題なのは、日本の医師の多くが保険診療の範囲内で治療を行うことに甘んじており、日本の先を行く医療先進国で行われていることへ真剣に目を向ける人が少ないということです。

オゾン療法についても日本の医師の多くはその存在を知りませんし、耳にしたとしても「オゾンは危険」という先入観から興味を抱くこともありません。

本当に良い治療法が日本にはなかなか入ってこないのは、そのような背景があるからです。

日本酸化療法医学会の使命

日本でほとんど知られていない酸化療法を多くの人に知ってもらうため、私は自らを発起人として、２０１０年に「日本酸化療法医学会」を発足させました。

会では日本に酸化療法を広めると同時に、アメリカ、ヨーロッパのエキスパートドクターとのネットワークを通して、そこから得られた治療法を、有益であるならば既知・未知問わず、日本に紹介する活動を行っています。

酸化療法だけで治すことが難しい場合であっても、一般的な治療と併用できる安全な治療法の選択肢のひとつとして医師が提示できたなら、医療の幅が大きく広がってくると私は考えます。

そしてそれは、病に悩む患者さんへ一筋の光を投げかけることになるはずです。

第 4 章

強力な抗酸化作用を持つ酸化療法はほかにもある

本章では私が実際に行っている自己血オゾン療法以外の酸化療法を紹介したいと思います。

どの療法も私自身が「本当に効果のあるもの」として自分の目で確かめ、体感して、採用しています。

どの療法も抗酸化力を高めるという目的は同じですが、それぞれに特徴があり、効果・効能にも違いがあります。

1　血液バイオフォトセラピー　Blood Photo-oxidation therapy

血液バイオフォトセラピー（紫外線C波血液照射療法）は、採血した血液に、特定波長の紫外線（当院の機器はC波）を一定時間照射して、そのまま身体に戻すという治療法です。

効果は多岐にわたり、がん、気管支ぜんそく、細菌感染、敗血症、ウイルス（C型肝炎、AIDS、ポリオ）感染、血栓性静脈炎、うつ病、デトックスまで幅広く治療に用いられています。

日本ではあまり知られていない療法ですが、1982年から実に80年近い歴史のある治療法であり、デンマークの医学者フィンセン氏は、血液バイオフォトセラピーの医療への応用でノーベル賞を受賞しています。

現在は世界中で広く採用されており、アメリカ、ドイツ、ロシア、イタリアなどで行われています。

特にドイツでは血液バイオフォトセラピー単独で、もしくは自己血オゾン療法と併用され、アメリカでも血液バイオフォトセラピー単独、あるいはH_2O_2（過酸化水素）点滴療法と併用されて、さまざまな疾患の治療に使用されています。

血液バイオフォトセラピーはこんな疾患・症状に効果的！

- 片頭痛
- 線維筋痛症
- B・C型肝炎、エイズウイルス（HIV）、帯状疱疹
- 気管支ぜんそく、肺炎
- がん、悪性リンパ腫、白血病への効果

・糖尿病、糖尿病性網膜症
・レイノー病
・下肢静脈瘤
・心筋梗塞、脳梗塞
・外傷の治癒促進
・各種物質による中毒
・慢性腸炎

ダイナミックフォトセラピーについて

「自己血オゾン療法」と「血液バイオフォトセラピー」を組み合わせた最新の併用療法です。

二つの療法を併用することにより、より抗酸化力や免疫力を向上させ、体内を酸素化してアンチエイジング効果やさまざまな病気治療に効果をもたらします。

なお、血液バイオフォトセラピーについては拙著『紫外線を当てた血液は、なぜ病気に効くのか？』（現代書林刊）に詳しいので、興味のある方はそちらを参考にしてください。

2 血液オゾンフェレーシス（Blood Ozone pheresis）

この治療法は、腕から採血した血液を体外でフィルターを通し、血液をろ過すると同時に持続的にオゾン化して、反対側の腕から血液を体内に戻すものです。

この装置は、60分間で、1ミリリットルあたりオゾン濃度10〜50マイクログラムの範囲で調整可能で、1分あたり流速30ミリリットルの場合、合計1800マイクログラム以上ものオゾンガスを、透析膜を通して持続的に血液に反応させることが可能な酸化療法の医療機器です。

この療法は特に心疾患、感染性疾患、デトックスに有効です。

治療中は、血圧、心電図、末梢の酸素分圧、血糖などもチェックし、バイタルサイン、体調をモニターしながら施術します。

血液オゾンフェレーシスはこんな疾患・症状に効果的！

・動脈硬化症
・うっ血性心不全の改善
・脳梗塞の予防
・ウイルス、細菌、マイコプラズマ、AIDSなどの感染症
・真菌感染症、ヘルペス、MRSA
・肝炎ウイルスなどの感染症の治療
・高コレステロール血症
・慢性疲労症候群
・繊維筋痛症
・気管支ぜんそく、気管支炎、肺気腫
・アンチエイジング

3 高濃度水素水点滴療法（High dose of Hydrogen i.v. therapy）

アンチエイジングに効果があるとして一時期ブームとなった水素水。水素水点滴療法は活性酸素を除去する働きがあります。

しかし今までの水素水点滴には、いくつかの問題点がありました。点滴バッグ内の液体に十分な水素量を安定して導入することができなかったからです。

そこでまったく新しい方法を採用することで、この問題を解決しました。

一定量の水素化マグネシウムを使用し、密閉空間で水素を発生させることにより、従来不可能だった点滴バッグ内の飽和水素水（1・6ppm）を安定して作成することが可能になったのです。この方法によって手軽に、安全に、点滴バッグを清潔に保ったまま高濃度水素水点滴を受けられます。

第1章の35ページで、**活性酸素にもさまざまあり、身体に必要な働きをしてくれる善玉と、老化や病気の原因となる悪玉があると述べました。**水素には、強力な酸化力を持つ「悪玉活性酸素」であるハイドロキシラジカルのみに反応して消去する働きがあります。

血管をつくったり、神経機能や免疫力を高めたりする有益な（善玉）活性酸素であるスーパーオキシド、過酸化水素（H_2O_2）は消去しません。

ＤＮＡ遺伝子損傷のマーカーである尿中の８－ＯＨｄＧを水素水点滴の前後で測定したところ、50パーセント以上の低下が見られました。

つまり、長期的には遺伝子損傷によって起こる、がんの発生を予防する効果が期待できるということです。

また、がんの放射線療法、化学療法によって引き起こされる正常な遺伝子の損傷を防ぎ、食欲不振、全身倦怠などの抗がん剤、放射線治療の副作用を軽減する効果が期待できます。

高濃度水素水点滴療法はこんな疾患・症状に効果的！

・紫外線によるシミ・シワの予防
・疲労回復
・免疫力アップ
・ダイエット
・メタボ予防

・動脈硬化、糖尿病など各種生活習慣病の予防

4　H_2O_2（過酸化水素）点滴療法

点滴用の過酸化水素（H_2O_2）をブドウ糖液に混注し、末梢静脈から点滴投与する治療法です。

1960年よりアメリカ・ベイラー大学医療センター（Baylor University Medical Center）にて、がん治療に対するこの療法の大規模な研究が行われました。その結果、少量の過酸化水素（H_2O_2）の点滴は副作用が少なく、高圧酸素療法という、全身に酸素を供給することで病態の改善を図る療法と同等の効果が得られることが発見されました。

また、放射線治療と併用することで、がん細胞を抑制し、狭心症などの心筋虚血にも効果があり、さらに動脈硬化のプラークを除去する作用があることを発表しました。

H_2O_2（過酸化水素）点滴療法はこんな疾患・症状に効果的！

・呼吸器疾患（COPD、気管支ぜんそく、肺気腫、間質性肺炎）
・ウイルス感染（単純ヘルペス、帯状疱疹、HIV、インフルエンザ、EBウイルス、サイトメガロウィルス）
・細菌感染症（急性、慢性）
・真菌、カンジダ感染症
・片頭痛、群発頭痛、血管性頭痛、側頭動脈炎
・脳血管疾患、アルツハイマー病、パーキンソン病
・循環器疾患（狭心症、不整脈、末梢動脈疾患）
・2型糖尿病
・転移性がん、悪性リンパ腫、神経芽腫
・慢性疲労症候群

5　高濃度ビタミンC点滴療法（Intravenous Vitamin C、IVC療法）

今、もっとも注目されている、副作用のないがんの最新治療法です。

高濃度ビタミンC点滴は、がん細胞のみを殺します。ビタミンC60～100グラムを点滴投与すると、がん細胞内で、過酸化水素（H_2O_2）を生成、正常細胞に影響を与えずにがん細胞の核濃縮・細胞死を誘導するというものです。

2005年にアメリカの国立衛生研究所（NIH）、国立がん研究所（NCI）、FDAの研究者が共同で高濃度ビタミンC点滴療法が、がんの化学療法剤として可能性があることをアメリカ科学アカデミー紀要に発表し、同じグループの研究者たちが高濃度ビタミンC療法が著しく効果があった3症例をカナダ医師会雑誌に発表しました。

現在、米国ではカンザス大学やジェファーソン大学において、卵巣がんや悪性リンパ腫への試みが行われています。

さらに副作用のないがん治療として、約1万人の医師・自然療法医・統合代替医療医が導入、全米各地で高濃度ビタミンC点滴療法の研修会が開催されています。

また、高濃度ビタミンC点滴は、がん治療以外にも美容と健康にさまざまな効果があります。

まずメラニンの合成を抑制し、肌のトーンを明るくするため、シミ、肝斑、くすみを予防・改善します。

さらにコラーゲンの生成を促して保水力を増加させ、シワ・たるみを防止、肌のハリを回復させます。

そのほか、抗アレルギー作用、免疫機能を活性化、アレルギーを軽減し、風邪のひきにくい身体になります。疲労回復にも効果があります。

第　5　章

自己血オゾン療法を実践する医師たちからの報告例

本章では、私を含めた日本酸化療法医学会会員の医師たちによる自己血オゾン療法をはじめとする酸化療法における症例を紹介しましょう。

症例❶ 糖尿病性末梢神経障害（運送会社経営・51歳男性）

この方の趣味はゴルフで、毎週2回はラウンドを回られているそうです。数年前から経口の血糖降下剤とインスリンで血糖のコントロールをしていますが、会社経営者という立場上、何かとつきあいがあるようで外食やアルコール摂取を避けられないようです。

さらに、まったく私の指導に耳を傾けることなく、カロリーコントロールはほとんどしていませんでした。ご本人いわく「今の生活は変えたくない」とのこと。

高血糖状態の指標であるHbA1cは8・2〜8・5パーセント（正常値は4・3〜5・8パーセント）を行ったり来たりしている状態であり、自覚症状として数年前からは、両手両足の手指の冷え・冷感が強く、同時にシビレを強く訴えていました。冷感は寒い場所では痛いほどになり、夜も冷えのためによく眠れなかったそうです。

その冷えの症状に関して、内服治療や血管拡張剤では効果がなかったため、自己血オゾン療法を行うことになりました。

その結果、初回治療の夜には手足のすべての指が先まで温かくなり、あまりに温かくて眠れないほどだったそうです。その後も効果は持続し、２回目の治療後には冷感やシビレはほとんど消失してしまいました。

さらに、３回目の治療後から自覚症状がまったくなくなってしまい、スキーに行ったときには、一人だけ身体がぽかぽかと温かく感じるため、薄着で滑っていて周囲に驚かれたり、冬に温泉に入った後には湯冷めすることなく朝まで全身の隅々が温かいままだったそうです。

その後、冬の季節に自己血オゾン療法を２回ほど行うだけで、冷えやシビレとは無縁の生活をされています。これは、末梢血流が改善され、また、全身の酸素化が促進された結果だといえるでしょう。

自己血オゾン療法は糖尿病性末梢神経障害の患者さんにとてもよい効果を発揮するので、一般的な治療であまり改善されていない方には、ぜひ一度試みていただきたいと思います。

症例❷　難治性アトピー性皮膚炎（10代女性・10代男性）

日本酸化療法医学会会員からの報告に、大変重篤なアトピー性皮膚炎の患者さんが自己血オゾン療法によって大きく改善した症例があります。

この患者さんは10代後半の女性ですが、10歳のころからアトピー性皮膚炎の症状を発症していました。

近くの病院でアトピー性皮膚炎と診断された後、食事療法に加え、漢方薬を服用したり、鍼灸に通ったりしたものの改善せず、ついには生理が止まってしまったうえ、体力も低下し学校に通えなくなってしまいました。

当初は、週1回の割合でビタミンCの点滴を合計12回行ったにもかかわらず、効果が見られず、オゾンを直腸に投与する治療を開始しました。

週1回の治療を計43回行ったそうですが、20回を超えたころから、かゆみがだいぶおさえられるようになり、最終的には明らかな治療の効果が認められるようになったとのことでした。

若い女性ということで、半そでなど、肌が出る服装もできるようになり、大変喜ばれたようです。

アトピー性皮膚炎の治療例は、ほかの会員の先生からも数多く報告をいただいています。同じく10代後半の男性ですが、この方は幼いころからアトピー性皮膚炎の症状があったのですが、中学校で寮生活を始めると症状が悪化してしまいました。近くで評判がよいといわれる皮膚科に通ったものの、改善することはありませんでした。

症状としては、全身に炎症性の赤みとかゆみがあり、さらには皮膚の硬化も認められていました。かゆみがひどく、夜は寝ることができないため、学校に通うのも困難な状態でした。

そこでご家族の協力のもと、食事の改善を行うとともに、自己血オゾン療法を75回行ったところ、日常生活が問題なく送れる状態にまで改善しました。

症例❸　気管支ぜんそく（自営業・56歳男性）

この方は数年前から、アンチエイジングを目的として自己血オゾン療法と高濃度ビタミンC点滴の治療を受けていましたが、ある受診時に、偶然、持病の気管支ぜんそくの発作を起こしました。

浅い頻呼吸で、周囲にもぜいぜいと音が聞こえる状態であり、「かなり呼吸が苦しい」とおっしゃっていたので、血液バイオフォトセラピーの施術が適当と判断して、ただちに連続2回の血液バイオフォトセラピーを施すことになりました。

その結果、1回目の途中で喘鳴音（ぜいぜいという呼吸音）は軽くなり、2回目終了時には呼吸の苦しさも喘鳴音も完全に消失しました。

血液バイオフォトセラピーによるぜんそくの治療は、病院で一般的に行われる標準治療で使用されるβ刺激剤の副作用として起きる動悸や、ステロイド剤投与時に見られるような合併症もないため、安全に行える治療法だといえます。

アメリカでは血液バイオフォトセラピーによって、ぜんそくの発作頻度が激減したケースが多数報告されています。

今後もこの方のぜんそくに対しては同様の治療を継続していく予定です。

症例❹　網膜色素変性症

網膜色素変性症は、57ページで述べた通り、眼の中で光を感じる組織である網膜に異常が見られる遺伝性の病気で、治療法が確立していない難病です。日本では人口10万人に対し、17〜18人の患者がいると推定されています。

この病気に対してキューバでは積極的にオゾン療法が行われていると述べました。日本では症例が少ないのですが、数名の患者さんに、自己血オゾン療法と電気刺激療法（眼の上に電気刺激を行う小さな機器）を週に1回、合計で23回行いました。

その結果、視力には大きな改善は見られなかったものの、視野が改善し、明るさに対する感受性も上がりました。ご本人は、「視野が明るくなり、色素に対する感受性がよくなっているのが、一番の変化だ」とおっしゃっていました。

症例5　全身性強皮症（40代女性）

全身性強皮症は膠原病の一種で、皮膚や内臓が硬くなってしまう病気です。全身に症状が出る重症型のびまん皮膚硬化型全身性強皮症と、口や手足だけの軽症型の限局皮膚硬化型全身性強皮症の二つのタイプがあります。

重症型は心臓や肺などの内臓にも進行することが多く、肺がん、胃がんの合併率も高く治療法のない重篤な病気です。

症状としては手や足の指の皮膚の色が蒼白、暗紫になるレイノー症状、皮膚が硬く弾力がなくなり、つまみ上げられなくなる皮膚硬化、手指の屈曲拘縮《くっきょくこうしゅく》の三つがあります。

原因は不明で、ほとんどの場合25～50歳の年齢で発病し、日本の場合、特に女性の患者が多い病気です。

40代後半の女性で、指が曲がらずに家事がまったくできないという症状を訴えておられました。

そこで、過酸化水素（H_2O_2）の内服に加え、自己血オゾン療法、高濃度水素水点滴療法の治療を、週1回、計96回行いました。

当初、両腕の前腕が硬化し、指が動かない状態でしたが、治療を行うことにより、徐々に指が動かしやすくなり、前腕の皮膚も柔らかくなって、つまめるようになるなど、効果があらわれました。

その後、手背の硬化、こわばりが軽くなり、腕と手の甲の皮膚が全体に柔らかくなって、ペットボトルのふたが開けられるようにもなりました。

今では、家事も自身で行い、日常生活で困らない状態に回復、症状は改善したまま悪化の様子は見られません。

症例❻ 肺非定型抗酸菌症（80歳男性）

当学会会員より、肺非定型抗酸菌症（ＮＴＭ）の患者さんを血液バイオフォトセラピーで治療している報告があります。

肺非定型抗酸菌症とは抗酸菌の中で、「結核菌」「らい菌（ハンセン病）」以外の菌のことを指し、これらが肺に入り込んでしまうことで発症する病気です。

抗酸菌が肺に入っても、自覚症状はあまりなく、時間をかけてゆっくり進行していく例が多いと報告されています。

しかし、症状が進むと、せき・痰や血痰が出ることもあり、ほかにも体重減少、発熱、食欲不振などの症状が出ることもあります。

患者さんは80歳（初診時）の肺非定型抗酸菌症の男性で、過去に3回血痰を経験していたうえ、毎朝、痰が出るという症状を訴え、来院されました。

全身に倦怠感が生じ、息切れや、発熱を起こすことも多くなってきたため、血液バイオフォトセラピーを施すことにしました。

計45回の血液バイオフォトセラピーを施術しましたが、初めの数回から「身体が軽く感じられる」「朝すっきり起きられる」など快方に向かっている傾向があらわれ、治療を終えた段階では肺の影が完全に消え、すっかり元気になられました。

この結果は、ご本人はもちろん、ご家族の方も大変お喜びになりました。

症例❼ 頸椎ねんざ　頸椎症（運送業・35歳男性）

この方は外出中に5メートルの高さから落下して総合病院に1カ月間入院。右腕の強い痛みとシビレ、後頭部痛、背部痛があったため、入院中はけん引を1日に2、3回、加えて計8回の星状神経ブロック注射を受けたそうです。

しかし、効果は1、2日で消失し、激痛で夜も眠れない状況だったとのこと。退院後も症状が変わらないため、主治医から外科手術をすすめられましたが、それは拒否されました。

当初は標準的治療として、けん引やトリガーポイントブロック、消炎鎮痛剤の投与などを行いましたが、ほとんど痛みがとれなかったため、自己血オゾン療法を試みることにしました。

その結果、1回目の治療で背中の痛みが取れ、右腕のシビレと痛みは半分ほどに軽減。患者さんはようやく痛みから解放されて安眠できるようになりました。

さらに、2回目の治療では、後頭部痛、右腕のシビレと痛みは消失し、ほとんどの神経根症状が解消。ついで3回目では、頸部痛も軽減してほとんど痛みを感じることがなくなり、4回目で頸部症状はほぼ消失しています。正直なところこれには私も驚きました。

私は整形外科も扱ってきましたが、自己血オゾン療法が、整形外科分野の標準治療である内服治療やけん引療法、トリガーポイントブロックや星状神経ブロックよりも鎮痛作用に優れていたということの事実は、「これまで学び実践してきたことは何だったのか」というほどにショックでした。しかし、その後の経験から、この治療法には鎮痛剤以上に切れ味のいい鎮痛効果があると確信するようになりました。

しかも、痛みがその場で取れるばかりでなく、障害を受けている組織を修復する作用もあるため、根本から痛みを解消してくれるのです。

ここで自己血オゾン療法の痛みへの効果について補足しておきましょう。

まず直接的な鎮痛作用としては、発痛・炎症を促す物質であるプロスタグランディンや、COX－2を阻害することがわかっているほか、適量の酸化ストレスによって抗酸化力が強化され、それが結果的に痛みの軽減につながると考えられています。

また、自己血オゾン療法は前述した一酸化窒素（NO）の産生を促すため、それが末梢の血管を広げて患部の血流が改善されることで痛みの緩和につながります。

さらに、細胞修復因子であるTGF－βの産生を促す作用もあるため、障害部位の修復が促進されることにもなります。つまり、単に対症療法的に痛みを止めるだけでなく、その痛みの原因にまで働きかけて根本的な治癒を促すのです。それらの作用が総合的に働いた結果として、鎮痛薬以上の鎮痛効果を発揮していると考えられるでしょう。

ここで紹介した症例は特によく効いたケースであり、すべての痛みに同等の効果があるかどうかはわかりません。しかし、星状神経ブロック注射のように患者さんへの負担を強いる治療であまり効果が見られないのであれば、効かない治療を継続する前にまずは試す選択肢もありえるでしょう。

自己血オゾン療法はここでご紹介した頸椎症のほか、腰椎椎間板ヘルニアやむち打ち、五十肩などにも非常によく効きます。痛みが取れるばかりでなく、1回の治療で曲がらない首が曲がるようになったり、上がらない肩が上がるようになったりと、劇的な回復を見せる方も少なくありません。

症例❽ 慢性関節リウマチ（主婦・74歳女性）

数年前より大学病院で治療を受けている方です。背中の圧迫骨折部付近に激痛があり、両手首の関節、両膝の関節にもリウマチの痛みがあるとのこと。

数種類の鎮痛剤を組み合わせて内服していますが、ほとんど効果がありません。夜も痛くて眠れないとのことで、初診時は顔の表情がけわしく、つえを使用してやっとのことで歩いているという状態でした。

しかし、1回目の自己血オゾン療法の直後より、数年間続いていた背中の激痛が完全に消失。その夜からぐっすり眠れるようになったそうです。

この効果は10日後の2回目の治療まで持続していました。しかも、2回目の治療には驚いたことにつえを使うことなく歩いて来院されたのです。ときどき、小走りをするほど元気になっており、表情もにこやかで笑顔があふれていました。大変感謝されたことは言うまでもありません。

ただし、両手首、両膝の関節痛は軽減しているものの、まだ残っているとのことでした。

そこで、その2週間後に、自己血オゾン療法にH_2O_2（過酸化水素）点滴療法を併用して3回目の治療を行い、今後は1カ月に1回のペースで治療を継続することになりました。

そして現在では、背中の痛みや関節痛はほとんど感じなくなり、患者さんご自身も、「周囲の人たちから『顔色がよくなって明るくなった』と言われている」と喜ばれています。

この症例は、自己血オゾン療法とH_2O_2（過酸化水素）点滴療法が劇的な消炎鎮痛作用を発揮したケースだといえるでしょう。

症例⑨ 片頭痛（製造業・50歳男性）

この方は高校生のころから、長時間の読書やパソコン作業の後に、ひどい肩こりと目の奥を中心とする強い片頭痛の発作に悩まされていたそうです。

これまで、病院での一般的な標準治療である片頭痛予防薬や鎮痛剤を内服されていましたが、まったく効果が見られないこともしばしばあったとのこと。

そして今回は、目がまぶしく感じるほどの強い片頭痛発作があり、内服薬や点鼻薬を使っても効果がないそうです。

そこで、当院にて血液バイオフォトセラピーを施したところ、1回目の治療中にその片頭痛発作が消失。その後も血液バイオフォトセラピーを繰り返すことにより、片頭痛発作の回数は減ってきており、発作の症状の重さも改善してきています。

＊＊＊＊＊＊＊＊

自己血オゾン療法や血液バイオフォトセラピーに代表される酸化療法は、難治性といわれる病気、どこへ行っても改善しなかった症状に対して効果が期待できます。

しかも老若男女、誰もが安全に受けていただける治療法です。「もうダメだ」とあきらめる前にぜひ一度試みていただきたいと切に願っています。

第6章

自己血オゾン療法（およびオゾン療法）の疑問に答えます！

本章ではQ&Aの形で、自己血オゾン療法（およびオゾン療法）に対する疑問や質問にお答えしていきます。

昨今、良くも悪くも自己血オゾン療法が世間の注目を浴びてしまい、私のところにも血液クレンジングの危険性や有効性についての質問が多く寄せられています。その中から代表的な疑問・質問を取り上げました。

すでに説明したことと重複する部分もありますが、日本酸化療法医学会のマニュアルに沿って説明しますので、まとめの意味でもご活用いただければと思います。

Q 自己血オゾン療法の1回の治療時間はどれくらいですか？ また、治療を受ける前や、受けたあとの注意事項はありますか？

一般的に、1回の治療時間は20～40分です。初診の場合は、問診の時間を含めても1時間程度とお考えください。

治療後の食事や、入浴の制限はありませんが、当日は激しい運動や多量の飲酒は避けてください。循環がよくなりお酒のまわりが早くなってしまう方が多いようです。

Q　ほかの病院で受けている治療と併用できますか？

病院での一般的な治療との併用は問題ありません（禁忌項目を除く）。

また、病院あるいはそのほかの医療機関における代替医療（保険外診療扱いの治療法）を行っている場合は、内容を吟味の上、可否を判断します。

Q　治療は1回で効果がありますか？　何度受ければいいのですか？

自己血オゾン療法の場合、約50パーセントの方が「疲れが取れた」「ぐっすり眠れた」など、1回で効果を体感されています。

よりしっかりした体感を求められる患者さんには、少なくとも3～5回の治療を推奨します。投与するオゾン量を、患者さんに応じて調整するために、3～5回の回数が必要となるためです。

病気の治療や予防目的で行う場合の目安については73ページを参照してください。

Q 自己血オゾン療法はどこで受けられますか?

自己血オゾン療法は自由診療ですから、どのクリニック・病院でも受けられるものではなく、この療法を採用しているところに限ります。検索サイトなどで探していただければ見つかると思います。ただ、「あとがきに代えて」でも述べるように、自己血オゾン療法を安全に、かつ効果的に受けるためにはクリニック選びが重要です。

日本酸化療法医学会では、自己血オゾン療法、その他酸化療法（血液バイオフォトセラピー、H_2O_2療法）に対して認定医制度を設けています。それぞれの療法に対して高度な知識や技量、経験を持つ医師を、当会が認定医として認めたものです。

Q 自己血オゾン療法で扱われるオゾンは安全ですか?

オゾン療法で使用している医療用のオゾン発生器は、外部にオゾンが漏れない構造になっており、余剰なオゾンについてはカタライザー（分解器）が分解してくれるため、事故が起きることは考えられません。

さらに自己血オゾン療法では、滅菌オゾン耐性消耗品と真空ボトルを使用して、採取した血液を密閉されたガラス瓶の中でオゾンと反応させているので、肺をはじめとするほかの器官を傷つけることなく行うことができます。

正しい知識に基づく使用であればオゾン療法、自己血オゾン療法は安全です。

Q オゾン療法のやり方の指標はありますか？

オゾン療法には多くの種類の治療法があり、世界各国それぞれが研究を進めながら、さまざまな手法で行われています。

２０１０年６月に、ボッチ博士を中心とした、各国のオゾン療法のエキスパートが集まるＩＳＣＯ３（国際科学オゾン療法委員会）（International Scientific Committee of Ozone Therapy）において、最新のオゾン療法の世界標準の治療説明書が採択され、これが「マドリード宣言」として発表されました。その後、２０１５年６月にオゾン療法に関するエビデンスに応じたガイドラインとして「マドリード宣言（第２版）」を発出しています。

現在この「マドリード宣言」がオゾン療法の世界的な標準となっています。

「マドリード宣言（第2版）」では以下のような項目が定められています。

◎治療の基礎

・オゾン濃度・量のガイドライン

◎オゾン療法の基本原理

・禁忌・相互作用・副作用（グレード1～5）・毒性

◎主な投与経路

・推奨される投与経路

・安全ではないため推奨されない投与方法

・禁忌の投与経路

・全体的な合意が得られていない投与方法

・必須条件

◎オゾン療法による治療が適した病気

◎治療に関する一般的な基礎
◎歯科学におけるオゾンの臨床応用

このマドリード宣言を参考に、臨床の経験と客観的な視点から判断して、一人ひとりの患者さんの身体に合ったオゾン療法を行うことがなにより重要です。

Q 自己血オゾン療法は人工透析や瀉血《しゃけつ》とは違うのですか？

自己血オゾン療法は、人工透析（血液透析療法・血液浄化療法）や瀉血ではありません。人工透析（血液透析療法・血液浄化療法）は、一般的に機械に血液を通し、血液中の老廃物や不要な水分を除去し、血液をきれいにする治療法です。

しかし、自己血オゾン療法は、抜き取った自分の血液に医療用オゾンを混合し、点滴の要領で静脈に戻す治療法であり、血液透析療法にあるような機械に血液を通して、血液中の老廃物や不要な水分などを除去することはありません。透析療法とはまったくの別ものです。

また瀉血についてですが、瀉血とは患者の血液を治療の目的で除去する処置です。中世から19世紀末までは「悪血を除く」という治療概念から広範に行われ、ことに高血圧、心不全、外因性中毒などには重要な医療技術のひとつとされていたようですが、現在の医療では瀉血によって悪い血を取り除くという考えは否定されています。

もちろん自己血オゾン療法は瀉血とはもまったく関係ありません。

Q 「自己血オゾン療法」は「血液クレンジング療法」とも呼ばれますが、この名称は誤解を招きませんか？　なぜこのような名前が付けられたのですか？

「血液クレンジング」という名前は、日本にオゾン療法を広めた伊藤壱裕先生（88ページ参照）がつけたものです。

というのも前にも述べた通り、日本では「オゾン」は光化学スモッグの物質と思われていてイメージがよくないということで、この名前をつけたと聞きます。

当初はこの名前はいい印象で受け止められ、この療法が全国的に広がる立役者となってくれました。しかし、一方で「血液をクレンジング（きれいに）する方法」と連想されてしまう面もあり、誤解を招く部分もあるのも事実です。

「自家血オゾン療法」「大量自家血オゾン療法」などという言い方をすることもありますが、現状では「血液クレンジング」という言葉が広く認知されており、非常に悩ましいところです。

私自身は「自己血オゾン療法」と呼んでおり、本書もこの名称で統一しています。

Q 自己血オゾン療法は「大量自家血療法」とも呼ばれるそうですが、大量に血液を抜くという意味ですか？

「大量自家血療法」はもともとドイツの元本を翻訳出版するに当たり、原書通りに直訳した言葉です。大量というと1リットル、2リットルの血液を採取するというイメージを持たれてしまうかもしれませんが、決してそんなことはなく、採血するのはたかだか100ミリリットルです。

実はオゾン療法には2～5ミリリットルの血液を採取する「少量自家血オゾン療法」があり、それと区別するためにあえて「大量」といっているだけのことです。

Q 自己血オゾン療法を含むオゾン療法に副作用はありますか?

オゾン療法には長い歴史がありますが、1999年までは、オゾンの強力な酸化力により、当時使用していたポリ塩化ビニールのバッグがオゾンと反応し有毒ガスが発生した副作用の報告がいくつかあったようです。

技術の発展によりオゾン耐性素材が開発された2000年以降の現在までにおいては重篤な副作用の報告はありません。

ただし、以下の副作用が起こる可能性はあります。

可能性のある副作用

・治療後の身体のだるさ

治療をはじめたばかりの段階などでは、酸化ストレスが普段より少し強くかかり、血流が改善されることで、温泉に長く入ったときのように、身体全体がだるく感じる場合があります。

ただし、このだるさは、特別な処置をしなくても、約12〜24時間程度で改善されます。

・血液の抗凝固剤によるアナフィラキシーショック

採血した血液には、血液が凝固してチューブに詰まることを防ぐために、適量のクエン酸ナトリウムもしくはヘパリンという抗凝固剤を加えますが、これらは数時間で分解され体内には残りません。

クエン酸ナトリウムは「成分献血」、ヘパリンは「血液透析療法」と一般的な治療でも使用されている薬剤ですが、ごくまれにアナフィラキシーショックもあります。

抗凝固剤の副作用については、事前に施術を受ける際に医師にご確認ください。

・点滴の際の皮下血種など

ごくまれに、点滴の際に皮下血種などが起きることがあります。

Q 自己血オゾン療法は感染症の心配はありませんか？

自己血オゾン療法では血液を身体の外に出して戻すということで、感染症の心配をする人もいらっしゃるでしょう。

結論からいって感染の心配はありません。注射針・採血ボトルなどの器具はすべて1回限りの使い捨てになっています。

毎回、新しい滅菌ボトルに採血して、それをそのまま体内に戻します。完全に閉鎖空間での無菌処理になりますので、誰の手に触れることもありません。

つまり、外部からの感染の心配はありません。

Q 自己血オゾン療法は健康な人には効果がないのですか？

自己血オゾン療法をはじめとするオゾン療法は免疫力をアップさせ、ストレスを軽減させる作用があります。

健康であってもストレス社会に生きる現代人にとっては、ストレスの軽減、病気の予防のために活用できます。そのほか、自己血オゾン療法を受けると、サーチュイン遺伝子（長寿遺伝子）が活性化される可能性が推測できると発表している論文もあります。

今、健康な人が、10年後、20年後、さらに老後を元気にすごすために受けることも可能です。

Q 自己血オゾン療法では血液全体量のうち、100～200ミリリットル（体重の約8パーセント）を抜いて、オゾンに反応させるということですが、そのような少量で効果があるのですか？

少量でも大丈夫、というよりも少量であることが重要です。

先にも述べた通り、自己血オゾン療法で、血液とオゾンを反応させると「活性酸素種」と「脂質酸化生成物」という物質ができますが、このうち「脂質酸化生成物」は、ずっと長く体内に存在します。

この物質は血液を介して全身のあらゆる場所に行きわたりますが、微量であるために身体にとってよい刺激となって、抗酸化力を高めてくれるのです。

Q お尻からオゾンガスを入れるという方法があると聞きました。これも自己血オゾン療法の一種ですか？

自己血オゾン療法というよりもオゾン療法の一種で、「オゾン注腸療法」といいます。

自己血オゾン療法では、静脈に針を刺しますが、静脈路（血管）が確保できない場合、血管への穿刺がない治療を希望される場合、コストが比較的安いオゾン療法を希望される（設定の価格による）などの場合は、このオゾン注腸療法を選択できる場合があります。

Q 工業機器のオゾンを生成する機器で治療ができますか？

オゾン療法では、医療用オゾンを作るオゾン発生器を使用します。工業用のオゾン発生器では治療はできません。

日本では医療機器認可のある医療用オゾン発生器はありません。そのため、ヨーロッパのＣＥ認証（医療機器指令）のあるオゾン発生器を使用する医師が厚生労働省の許可を取得したうえで輸入をして治療に使用しています。

Q オゾン療法を受けられない人はいますか?

オゾン療法を受けてはいけない人はいます。それを禁忌《きんき》といいます。

オゾン療法を受けてはいけない人(禁忌)

- 甲状腺機能障害(コントロールされていない場合のみ)
- G6PD欠損症
- 出血中・出血傾向がある患者(血小板減少症、消化管出血)
- 急性心筋梗塞や脳梗塞の急性期
- 妊婦

甲状腺機能障害は基礎代謝が亢進する病気です。

オゾン療法に甲状腺ホルモンを向上させる効果があり、さらに甲状腺ホルモンが刺激されると、急激な低血圧を引き起こしてしまうことがあるためです。

G6PD欠損症は赤血球に存在する酵素であり、赤血球膜の安定化に関わっています。そのため、これが欠乏していると酸化ストレスに弱くなり、オゾン療法などの酸化療法における微弱な酸化ストレスによっても赤血球が壊されてしまうことがあるためです。

またオゾン療法では、ドロドロの血液がサラサラの血液になるなど血流が改善するため、出血中・出血傾向がある、急性心筋梗塞や脳梗塞の急性期は行わないほうがいいでしょう。

妊婦さんについては、ほかの一般治療と同様に「安全性が確立していないため禁止しておこう」ということになっています。

あとがきに代えて
「渡井先生、自己血オゾン療法はエセ医学なのですか？」

自己血オゾン療法が炎上した理由

編集部　今回、自己血オゾン療法（＝血液クレンジング療法）が思わぬところで世間の注目を集めてしまいました。ネットで「血液クレンジングはあやしい」「効果を示すエビデンスがない」などと炎上騒ぎを起こしたのです。

日本における自己血オゾン療法の第一人者として、この問題について渡井先生に答えていただくことの意義は極めて大きいと思っています。

そして、自身もアンチエイジングにおおいに関心のあるお年ごろです（笑）。この療法が「本当にあやしくなくて、アンチエイジングや病気予防に効果があるのなら、ぜひ受けてみたい」という下心もあり（笑）、すばり直球質問をさせていただきたいです。

くださいね。

渡井　そうですね、これを機会にみなさんの誤解を解きたいので、どんなことでも聞いてください。

編集部　まず今回の炎上の経緯を説明させていただきます。

２０１９年冬、ある人がツイッターで「あるクリニックで血液クレンジング療法をすすめられた」と投稿したことを契機に「血液クレンジング療法（自己血オゾン療法）」という言葉がにわかに注目されました。この時点でいくつかのネットメディアが記事にしています。

その後、この療法を前から行っていた芸能人や著名人が多かったことで、世間の関心が集まります。さらに、著名医師が「こんな療法は意味がない」などと発言されたこともあり、炎上に拍車をかけていきました。

さらに「バズフィードジャパン」なるオンラインメディアに「血液クレンジング療法（自己血オゾン療法）はトンデモ医療である」旨の記事が掲載され、一気に拡散されたというのがひとまずの経緯です。この記事は投稿から数日でＰＶ５万件、１週間以内に10万件を超えて「Ｙａｈｏｏ！　ニュース」のトップにまで掲載されたそうです。

渡井　自己血オゾン療法に限らないのですが、保険の適用にならない治療や代替医療を毛嫌いする人たちというのは世間には一定数いるわけです。全部ダメ、エビデンスがないといって十把ひとからげにして叩くといった風潮があります。

しかし私としては本文で述べたとおり、自己血オゾン療法、オゾン療法に対しては十分に研究しつくした結果として、自信を持って治療を行っていきました。批判の声があったとしてもこれまでは気にもとめていませんでした。

そもそもオゾン療法についてちゃんと勉強していない人たちが何を言おうと相手にする必要もないと思っていました。

ところが今回、私に電話がかかってきて、取材であることを伝えられないままいきなり自己血オゾン療法（血液クレンジング療法）のことを聞かれ、いくつか質問に答えました。ここで安易に答えてしまったのが間違いでした。

編集部　記事ではまず、渡井先生が自己血オゾン療法（血液クレンジング療法）について説明をし、その効果があげられています。それに対して別の医師を出して、「こんなものはエセ医学だ」と一刀両断するという形でまとめられているのですね。なんというか、最初から否定ありきで書かれている記事というか……。

渡井　私もメディアのことなどにはうといのでよくわからなかったのですが、話したことの一部をいいように抜き取って記事にするんですね。そしてできるだけあおって、記事を拡散させることが狙いなのでしょう。

もともと代替医療を「エセ医学」と叩いて排除しようとする人たちが、これに加わり、雪だるま式に話が大きくなっていったというのがことの真相だと思っています。そこにはいちばん大事な「医療としての内容の議論」が抜け落ちてしまっています。

編集部　なんだかしかけられた話みたいな……。怖いですね。

正しくない方法で行っているクリニックもある

渡井　ただ、自己血オゾン療法については残念ながら一部で「正しくない」やり方で行っているクリニックがあるのは事実です。

自己血オゾン療法は患者さん一人一人に合わせて、オゾンの量を増減したり、あるいは別の療法を併用したりして結果を出すものです。たとえばがんや免疫系の病気と、アトピーの場合でも、オゾンの投与量はまったく異なります。

そういった細かいことがわからないまま、すべて同じ方法でやっているドクターたちが実際にいるわけです。またドクターがほとんど診察せず、看護師が流れ作業で施術しているということもあるようです。患者さまがオゾンの投与量を好きに増やせるクリニックもありました。これでは治療とは呼べません。

編集部　なぜそんなことが起こるのですか？

渡井　ちゃんとした効能を理解しない一部の先生が、「流行りもの」として自己血オゾン療法を導入して、ステルスマーケティングをしてしまったのだと思います。その結果として自己血オゾン療法全体が「これはあやしい」「ニセものだよね」と思われてしまったのだと思います。

編集部　選ぶほうからすれば、自己血オゾン療法をやっているクリニックであればどこでもいいというわけではないのですね。ちゃんと選ばないと……。

渡井　95ページで紹介している「日本酸化療法医学会」に所属していれば、導入するときに必ずマンツーマンで指導しているので、間違ったやり方は起こりません。事実、今回やり玉にあげられたクリニック・医師に、日本酸化療法医学会の会員さんはひとりもいませんでした。

編集部　渡井先生は頻繁に海外に視察に行かれたり、この療法の世界的権威とも親しくされていて、日本で医学会を設立されたりと、本当にこの療法を広げるべく真摯にがんばってこられたのに、今回の炎上騒動は本当に残念というか、言葉にならない思いをされていることと思います……。

「ドイツでは保険診療、アメリカでは禁止」という謎

編集部　記事の中には「自己血オゾン療法はアメリカのFDAで認められていない危険な療法」と書かれていましたが、これについてはいかがですか？

渡井　なぜFDAが認めていないかという話は本文で述べたとおりですが、日本の医療は基本的にFDA追随なんですね。FDAで禁止されたものは、その何カ月かあとに、韓国のKFDAが禁止し、それから日本の厚生労働省も禁止を出す流れとなっています。

編集部　アメリカに盲目的に追随……。いかにも日本らしいというか……。

渡井　たとえばね、薬ひとつとっても、アメリカはたとえ副作用があっても、80パーセントの人に効果があれば、薬として認可しようという考えです。ところがドイツは副作用のない、身体にやさしい治療法であれば、たとえ20パーセントの人でも効果があるのであれ

ばよしとするという考えです。

別の言い方をすればアメリカは「10人中8人」に効果があれば、数パーセントの副作用があってもよしとする。ドイツは10人すべてに副作用がなければ、「10人中2人」の効果でも、よしとする考え方をしています。

医療についての考え方の根本がそもそも違うんです。日本は完全にアメリカの主導する考え方だから、代替療法はなかなか認められない構造にあるんです。

でもね、私は、ドラッグ（薬）に基づく治療があたりまえと考える世界はおかしいと思うんです。やっぱり薬には必ず副作用があるわけですから。

編集部　そうでなくても日本の薬漬け医療は、医療費の増大とともなって、大きな問題となっていますよね。

渡井　それにね、エビデンスだ、データだというけれど、薬だって、科学的データが十分でない薬品を無理やりねじこんでいたりするんです。

そもそも大手製薬会社に対して何千万円も払うような世界の価値観を日本は押しつけら

れています。それに合わないものを持ってきたときいっせいに叩くというしくみができあがっているということに今回初めて気がつきました。これはもうまともに戦ってもしかたないと思っています。

編集部　怖い世界ですね……。

代替医療は「悪」なのか?

編集部　ハーブやアロマが好きな人も多いですが、イギリスには「ハーブ薬局」というのがあって、国が認定する資格である「メディカルハーバリスト」がハーブを処方してくれるんですよね。代替療法が各家庭にごく自然に根づいているみたいな……。

渡井　そうです。ヨーロッパは概してそうですよ。風邪ひとつ治すのにも、アメリカではケミカルなもの（化学物質）で治そうとするけれど、ヨーロッパではハーブやレメディなどの自然療法で治そうとする傾向があります。オーストラリアには「ナチュロパス」（自然療法士）という資格を持った人たちが活躍していますし……。

編集部　風邪くらいなら、薬を飲むよりも、ハーブなど身体に優しい方法で治したい人も多いと思います。でもそれ以前の話として、薬、ハーブ、アロマセラピー、漢方、その他純粋に「選択の余地」が広いというのはいいことですよね。

渡井　自然療法とは人間がもともと持っている自然治癒力で治す療法です。身体に対して毒にはならない方法なのだから、いろいろ試したほうがいいというのがドイツの発想なのです。こうした自然療法はそれぞれ地域で伝統的に使われてきた歴史もあります。

そこへ行くと、とにかく日本は保険医療至上主義ですから、それ以外の方法は排除しようとする。

編集部　日本では代替医療の話をするとムキになって怒りだすドクターがいますよね。

渡井　日本では以前、とある医学会の会長が、ホメオパシー治療のことを「あんなものを摂取したからといって、なにも変わらない」と公の場で否定したことがありました。

ホメオパシーはドイツ発祥の伝統医療で、いまもごく一般的に使用されています。どの薬局でも買えるし、医師も普通に処方しますよ。ひとつの国の歴史ある治療を全否定するという、実に恥ずべき発言だと思います。

いずれにせよ、代替医療は海外では治療法のひとつとして確立されているのに、日本ではエセ医学扱い。日本の医師と代替医療の話をすると、なんだか言語が違うような錯覚に陥ります。

自己血オゾン療法に「エビデンス」はあるのか？

編集部　先生、今回、自己血オゾン療法、オゾン療法はエビデンスがないということで叩かれましたが、そこはどうなんですか？

渡井　自己血オゾン療法、オゾン療法はエビデンスが大量にありますよ。本文でも紹介しましたが、世界中の医学文献を検索できる「ＰｕｂＭｅｄ」で検索すれば、オゾン療法だけで3600以上の論文がヒットします。「PubMed」というのは、アメリカのFDAもここから文献や資料を引っ張ってきています。文献の検索さえせずに「エビデンスがない」というのはどうかと思います。

ところがこういう論文をそろえて出すと、今度は「その論文が掲載されている雑誌は聞いたことがないから信用できない」と言い出すのです。これには開いた口がふさがりません。

だって、「その雑誌は無名だ」「聞いたことがない」というのはその先生の「主観」であって、客観評価でもなんでもないわけです。「その雑誌が信用できない」というならば、「その証拠」を出してほしい。それこそエビデンスでしょう。

エビデンスうんぬんをいう人が、なぜそこだけ突如「裏づけのない自分の意見」で押し通して来るのか、とても不思議です。

編集部　そもそも「無名の雑誌だからそこに掲載されている論文は信用できない」というのも論理としておかしいですよね。

渡井　だから彼らの根本にあるものは、否定したいというそれだけであって、内容を理解しようとは思っていないんですね。

大事なのは内容なのだから、論文をちゃんと読んで理解してから意見を言ってほしいです。そしてちゃんと読めばその論文の質もわかるはずです。

でも今回のことでもうひとつ思ったのは、日本のドクターは意外と英語が苦手の先生が多いということです。

編集部　医学論文はほとんどが英語ですものね。でもお医者さんならほとんどの先生が英語の論文が読めると思っていました（笑）。

渡井　そうではないと考えないと合点がいきません。今回のことでよくわかりました。世界がどんな医療をしているのか、日本人は知らないんです。世界にはオゾン療法は代替医療ではない、先進医療であるという先生もいます。

編集部　私たち、日本の医療は最先端を行っていると思っていましたが、そうとはいえないのですね。私は似たような話をほかのドクターからも聞いたことがあります。その先生は日本にいたら後れを取ると言って、何度もアメリカ、イギリスに勉強に行っていらっしゃいます。

渡井　世界を見ると気づかされることがいっぱいあります。日本は世界の標準からズレているんです。情報鎖国といってもいい。

とにかくまずは保険診療こそがベストでそれ以外はすべて悪だという考えを改めてほしい。だって大事なことは「どうしたら健康になれるか」という内容の議論です。保険診療でないからダメだ、代替医療だからダメだというのは本質の話ではない。

編集部　たとえば難しい病気を抱えた患者さんにとって、本当に病気が治るのならば、なんでもやりたいですよね。もちろん費用の問題はありますが……。

渡井　私は実際に自己血オゾン療法、オゾン療法によって、保険治療ではどうにもならなかった患者さんたちが痛みや苦しみから解放されていく姿をこの目で見てきたからこそ、自信を持って採用しているのです。

経験した人だけがわかる自己血オゾン療法の真価

編集部　でも今回の騒動以降も、先生のクリニックに自己血オゾン療法やそのほかの酸化療法を受けに来る患者さんは変わっていないわけですよね。

渡井　患者さんの数でいえば、炎上騒動は関係なく、もうずっと増えていますね。

編集部　いいものはいい。経験した人はわかるということですね。かの高城剛さんも、ご著書（『高城式健康術55』光文社新書）で、オゾン療法について書かれています。

渡井　高城さんとは懇意にさせてもらっているんです。あの本ではうちで行っている「幹細胞培養上清点滴」や「酸素サプリ」も取り上げてくださっていますね。